趣味漫话《医学三字经》

主 编

衣运玲 姜军作

副主编

张秀晨 申 燕

编 者（以姓氏笔画为序）

申 燕 衣运玲 张秀晨

姜军作 鞠爽冉

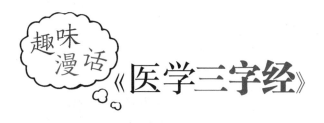

人民卫生出版社

·北京·

图书在版编目（CIP）数据

趣味漫话《医学三字经》/衣运玲，姜军作主编
.—北京：人民卫生出版社，2021.1
ISBN 978-7-117-30770-3

Ⅰ.①趣… Ⅱ.①衣…②姜… Ⅲ.①中医学–临床
医学②《医学三字经》–通俗读物 Ⅳ.①R24-49

中国版本图书馆 CIP 数据核字（2020）第 200941 号

人卫智网	www.ipmph.com	医学教育、学术、考试、健康，
		购书智慧智能综合服务平台
人卫官网	www.pmph.com	人卫官方资讯发布平台

趣味漫话《医学三字经》
Quwei Manhua《Yixue Sanzijing》

主　　编：衣运玲　姜军作
出版发行：人民卫生出版社（中继线 010-59780011）
地　　址：北京市朝阳区潘家园南里 19 号
邮　　编：100021
E - mail：pmph @ pmph.com
购书热线：010-59787592　010-59787584　010-65264830
印　　刷：三河市宏达印刷有限公司（胜利）
经　　销：新华书店
开　　本：889×1194　1/32　印张：8.5
字　　数：229 千字
版　　次：2021 年 1 月第 1 版
印　　次：2021 年 1 月第 1 次印刷
标准书号：ISBN 978-7-117-30770-3
定　　价：58.00 元
打击盗版举报电话：**010-59787491**　E-mail：**WQ @ pmph.com**
质量问题联系电话：**010-59787234**　E-mail：**zhiliang @ pmph.com**

这是一本

有趣、有料的书!

读着读着笑了,

笑着笑着就悟出了

中医的大道至简!

学习古人的智慧与经验,

更好地爱护您自己和家人!

带孩子读《医学三字经》,

朗朗上口,终身受用!

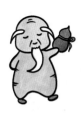

姜爷爷

博览群书
随身携带"宝葫芦"
猜猜里面有什么

人参哥哥
超级"暖男"
活泼开朗 有点儿小调皮

灵芝妹妹
萌萌哒~
聪明 好学 有点儿胆小

医学三字经...

医学源流

医之始	本岐黄
灵枢作 shū	素问详
难经出 nàn	更洋洋
越汉季	有南阳
六经辨	圣道彰
伤寒著	金匮藏 guì
垂方法	立津梁
李唐后	有千金
外台继	重医林
后作者	渐浸淫
红紫色	郑卫音
追东垣 dài	重脾胃
温燥行	升清气
虽未醇 chún	亦足贵
若河间	专主火
遵之经	断自我
一二方	奇而妥
丹溪出	罕与俦 chóu
阴宜补	阳勿浮
杂病法	四字求
若子和	主攻破
中病良 zhòng	勿太过
四大家	声名噪
必读书	错名号
明以后	须酌量
详而备	王肯堂
薛氏按	说骑墙
士材说	守其常
景岳出	著新方
石顽续	温补乡
献可论	合二张

诊脉法	濒湖昂 bīn
数子者	各一长
揆诸古 kuí	亦荒唐
长沙室	尚榜徨
惟韵伯	能宪章
徐尤著	本喻昌
大作者	推钱塘
取法上	得慈航

中风

人百病	首中风
骤然得	八方通
闭与脱	大不同
开邪闭	续命雄
固气脱	参附功 shēn
顾其名	思其义
若舍风	非其治
火气痰	三子备
不为中 zhòng	名为类
合而言	小家伎 jì
瘖喝斜 yīn wǒ	昏仆地
急救先	柔润次
填窍方	宗金匮

伤寒瘟疫

伤寒病	极变迁
六经法	有真传
头项病	太阳编
胃家实	阳明编
眩苦呕	少阳编
吐利痛	太阴编
但欲寐 mèi	少阴编
吐蛔渴	厥阴编

长沙论　叹高坚(quán)
存津液　是真诠
汗吐下　温清悬
补贵当　方而圆
规矩废　甚于今
二陈尚　九味寻
香苏外　平胃临
汗源涸(hé)　耗真阴
邪传变　病日深
目击者　实痛心
医医法　脑后针
若瘟疫　治相侔(móu)
通圣散　两解求
六法备　汗为尤
达原饮　味其由(mèi)
司命者　勿逐流

虚痨

虚痨病　从何起
七情伤　上损是
归脾汤　二阳旨
下损由　房帏迩(wéi ěr)
伤元阳　亏肾水
肾水亏　六味拟
元阳伤　八味使
各医书　技止此
甘药调　回生理
建中汤　金匮轨
薯蓣丸(yù)　风气弭(mǐ)
䗪虫丸(zhē)　干血已
二神方　能起死

暑症

伤暑症　动静商
动而得　热为殃
六一散　白虎汤
静而得　起贪凉
恶寒象　热逾常
心烦辨　切莫忘
香薷饮(rú)　有专长
大顺散　从症方
生脉散　久服康
东垣法　防气伤
杂说起　道弗彰(fú zhāng)
若精蕴　祖仲师
太阳病　旨在兹
经脉辨　标本歧(qí)
临证辨　法外思
方两出　大神奇

咳嗽

气上呛　咳嗽生
肺最重　胃非轻
肺如钟　撞则鸣
风寒入　外撞鸣
痨损积(láo)　内撞鸣
谁治外　六安行
谁治内　虚痨程
挟水气　小龙平
兼郁火　小柴清
姜细味　一齐烹(pēng)
长沙法　细而精

消渴

消渴症　津液干
七味饮　一服安
金匮法　别三般
二阳病　治多端
少阴病　肾气寒
厥阴病　乌梅丸
变通妙　燥热餐

眩晕

眩晕症　皆属肝
肝风木　相火干
风火动　两动抟(tuán)
头旋转　眼纷繁
虚痰火　各分观
究其指　总一般
痰火亢　大黄安
上虚甚　鹿茸餐
欲下取　求其端
左归饮　正元丹

痢疾

湿热伤　赤白痢
热胜湿　赤痢渍(zì)
湿胜热　白痢坠
调行箴(zhēn)　须切记
芍药汤　热盛饵(ěr)
平胃加　寒湿试
热不休　死不治
痢门方　皆所忌
桂葛投　鼓邪出

外疏通　内畅遂
嘉言书　独得秘
寓意存　补金匮

泄泻

湿气胜　五泻成
胃苓(líng)散　厥功宏
湿而热　连芩(qín)程
湿而冷　黄附行(yù)
湿挟积　曲楂迎
虚兼湿　参(shēn)附苓
脾肾泻　近天明
四神服　勿纷更
恒法外　内经精
肠脏说　得其情
泻心类　特丁宁

心腹痛胸痹

心胃疼　有九种
辨虚实　明轻重
痛不通　气血壅(yōng)
通不痛　调和(hé)奉
一虫痛　乌梅圆
二注痛　苏合研
三气痛　香苏专
四血痛　失笑先
五悸痛　妙香诠(quán)
六食痛　平胃散
七饮痛　二陈咽
八冷痛　理中全(quán)
九热痛　金铃痊
腹中痛　照诸篇

金匮法　可回天
诸方论　要拳拳
又胸痹　非偶然
薤^{xiè}白酒　妙转旋
虚寒者　建中填

小儿

小儿病　多伤寒
稚阳体　邪易干
凡发热　太阳观
热未已　变多端
太阳外　仔细看
遵法治　危而安
若吐泻　求太阴
吐泻甚　变风淫
慢脾说　即此寻
阴阳症　二太擒
千古秘　理蕴深
即痘疹　此传心
惟同志　度金针

妇人经产杂病

妇人病　四物良
月信准　体自康
渐早至　药宜凉
渐迟至　重桂姜
错杂至　气血伤
归脾法　主二阳
兼郁结　逍遥长
种子者　即此详
经闭塞　禁地黄
孕三月　六君尝

安胎法　寒热商
难产者　保生方
开交骨　归芎^{xiōng}乡
血大下　补血汤
脚小指　艾火炀^{yáng}
胎衣阻　失笑匡
产后病　生化将
合诸说　俱平常
资顾问　亦勿忘
精而密　长沙室
妊娠篇　丸散七
桂枝汤　列第一
附半姜　功超轶
内十方　皆法律^{shù}
产后篇　有神术
小柴胡　首特笔
竹叶汤　风痉疾
阳旦汤　功与匹
腹痛条　须详悉
羊肉汤　疝痛谧^{xiǔ mì}
痛满烦　求枳实
著脐痛　下瘀吉^{zhì}
痛而烦　里热窒
攻凉施　毋固必^{wú}
杂病门　还熟读
二十方　效俱速
随证详　难悉录
唯温经　带下服
甘麦汤　脏躁服
药到咽　效可卜
道中人　须造福

前言

因为有了孩子，总想把这世上最美好的东西都给他。

因为有了两个孩子，所以就有了更多的思考。

因为做过医生，见过比常人更多的生死，对健康也有了更深刻的理解。

中医、西医都学习过、体验过，仔细斟酌，虽然各有所长，但是为了保证家人的健康，我还是选择了中医。

很多父母像我一样，希望给孩子一个健康的身体，但是往往连他们自己，对很多健康问题都不太清楚，又怎么把正确的知识传递给孩子呢？更何况中医理论听起来又是那么晦涩难懂。

办法总比困难多。多次在儿子身上尝试后，我看到了一点儿希望。五岁的哥哥在背《三字经》的时候，不到两岁的妹妹不经意间就背下来了。我又让哥哥背《医学三字经》，期待着妹妹也能参与进来。这样就能让中医理念的种子从小扎根在孩子们的心里。

《医学三字经》是清代陈修园老先生为学医之人编写的，内容丰富，理论深奥，综合了各家学说，更有其独特见解，是一本很好的中医入门读物。不过东西虽好，却提不起孩子的兴趣。儿子无情地拒绝了我。

怎么办？我抱着试试看的心态，用自己拙劣的画技在纸上画了两个对坐的老人。儿子竟然"中计"了，放下手中的玩具，跑过来问我："妈妈，这两个人是谁？"我的兴致又被点燃了："是黄帝和岐伯，在讨论怎么给人治病呢。"就这样，"医之始，本岐黄"，儿子开始背诵，不再排斥。好的开始，真的是成功的一半！

我有时候在想，很幸运学了医学，但是很多健康知识也是在长大以后才逐渐接触到的。如果健康意识和知识能从宝宝抓起，无疑将受益一生，受益全家。

为了吸引两个宝宝继续学习，同时能让更多的人受益，我找到了朋友帮忙设计插图，把本书做成图文并茂、便于理解的中医科普读本。在经历了许多波折后，终于有了现在的模样。

本书节选《医学三字经》部分内容，并对顺序进行了调整，展开介绍了生活调护，以满足大家日常养生所需。因个人水平有限，其中不免有粗陋或争议之处，还请大家指正。另外，原文部分供孩子背诵，解读部分妈妈用来给孩子解释。一本书，就这样让我们开始一段有意义的亲子时光吧！

最后，感谢顾问和团队的指导！感谢朋友和家人的支持！感谢人民卫生出版社的相助！

开卷有益！

编　者
2020 年金秋

目录

医学
源流

中医是我国人民在长期的生活中不断总结经验得来的生活智慧。战国到秦汉时期，《黄帝内经》的出现，标志着中医已经形成了完整的体系。

一、《黄帝内经》

医之始　本岐（qí）黄

学中医，应该从《黄帝内经》开始。

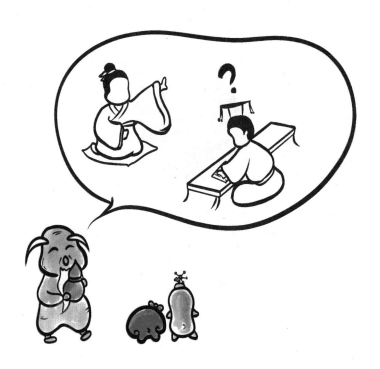

　　《黄帝内经》不是经文，而是一本医书。它是黄帝（黄帝是远古时代华夏部落联盟的首领，是五帝之首，被尊称为"人文初祖"）和岐伯（岐伯是黄帝的医学老师，被尊称为"华夏中医始祖"）对健康相关问题，以一问一答形式，形成的一本医学专著。

灵枢作　素问详

《黄帝内经》为《灵枢经》《素问》两书的合称，简称《内经》。

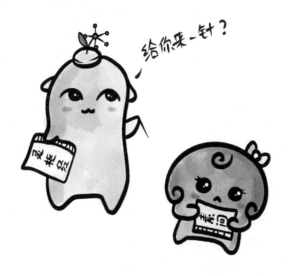

给你来一针？

《黄帝内经素问》（简称《素问》）是关于动物、植物等自然界所有生物、气候甚至其他星体，对人体健康产生的影响。其实讲的就是人怎样与自然界和谐相处。举个例子就好理解了，冬天应该穿厚的鞋，如果你穿凉鞋，就是和大自然对着干，疾病就会找上门了！

再来说《灵枢经》。《灵枢经》也被称为"针经"。我们的祖先告诉过我们一个治病的要诀"一针、二灸（jiǔ）、三用药"。

"一针"是指首先用针刺的方式治病，这个"针"共有九种，包括镵（chán）针、圆针、锓（dī）针、锋针、铍（pī）针、圆利针、毫针、长针和大针，称为"古九针"。九针长短、大小、形状各不相同，用于不同疾病的治疗。后来，在"古九针"的基础上又发展出来了新九针。现在最常用的是毫针。

"二灸"是指第二位考虑用灸法治疗疾病。"灸"是个会意字，由一个"久"、一个"火"组成，意思就是长时间用火热力烤。灸，最好的材料就是艾叶捣出来的艾绒，不起明火，但热力渗透性特别好，皮肤表面感觉温热，里面就有温热的感觉，有大补阳气的作用。另外，艾叶有搜湿的特性，哪里有湿气，它就往哪里走。很多慢性病是因为体内有湿气导致的，总也不好。所以，久病大多需要用艾灸的方法治疗。当然了，我们现在常说的针灸，经常是"针"和"灸"一起使用，都是通过激发我们自己身体的自愈能力治疗疾病的，是治疗疾病的首选。

"三用药"是指最后才考虑服药。"是药三分毒"，用药治病一定要找一个高明的医生给开药才行，不能随便乱吃。

《黄帝内经》因为内容丰富，理论深奥，很多人看不懂，就出现了很多解释，其中《难（nàn）经》是最值得学习的一部。

二、《难经》

难经出　更洋洋

《难经》对《黄帝内经》进行了很好的解释。

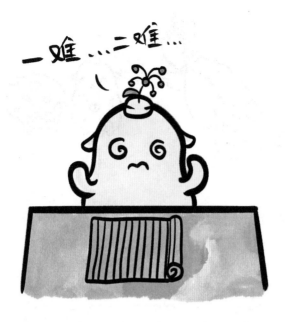

一难…二难…

古代人也有看书看不懂的时候，比如说对于《黄帝内经》难懂的地方看不懂怎么办？有个聪明的人破解了很多难题，这个人叫扁鹊。扁鹊是山东长清人。现在，在山东省济南市北郊有一鹊山，那里有扁鹊的"衣冠冢（zhǒng）"。传说扁鹊是人的面孔、鸟的身子。《史记》里还记载扁鹊有特异功能——透视眼，能从墙这边看到墙那边，当然也能看到人的肚子里有什么东西。他写了一本书叫《难经》，专门对《黄帝内经》中难懂的部分进行了更深入的解释。

《西游记》大家应该都看过。唐僧一共经历了多少难呢？九九八十一难。可巧，《难经》也是九九八十一难！为什么呢？因为，中国传统文化认为九是最大的个位数。"九九归一"，九九八十一次以后，就回归到更高的起点了。

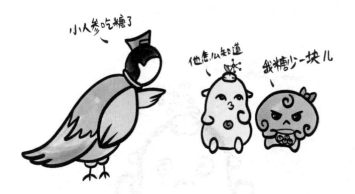

三、张仲景和《伤寒杂病论》

越汉季　有南阳

东汉时期，南阳人张仲景对中医学发展作出了很大的贡献。

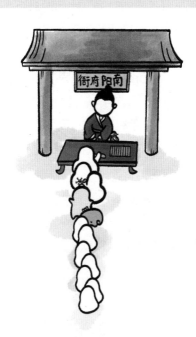

到了汉代，在中医界，又有一个重要人物要登场了。他就是张仲景（后来被称为"医圣"）！张仲景的成材完全是被逼出来的。为什么这么说？他原来是当官的，后来，来了一场大瘟疫，他的家族也没能逃过，死了好多人。为了救家人的性命，有理想的张仲景努力钻研医术，功夫不负有心人，家里人陆陆续续被他给治好了。好消息不胫而走，乡里乡亲都来找他看病，他索性就把诊所搬到了官府的大堂里。医生"坐堂"就是这么来的。后来他还写了一本书——《伤寒杂病论》，把他的治疗经验流传下来。这里面的方子被后世称为"经方"。研究使用《伤寒杂病论》里的方子治疗疾病的医家被称为"经方派"。

六经辨　圣道彰

六经辨证，对伤寒理论作了进一步发挥。

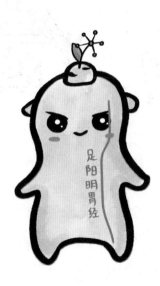

张仲景病治得好，还写了书。书里面分别介绍了太阳病、少阳病、阳明病、太阴病、少阴病、厥阴病。其他人在学习过程中，把这些作了很多不同的解释。宋代的朱肱写了本《类证活人书》，提出了"六经辨证"的概念，对伤寒治疗理论作了进一步的说明。现在，很多人在介绍《伤寒论》的时候，都会首提六经辨证。

伤寒著　金匮（guì）藏

《伤寒杂病论》分为《伤寒论》和《金匮要略》两部分。

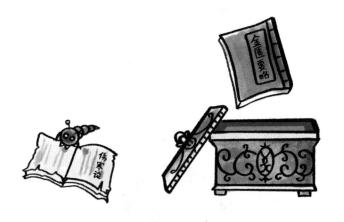

以前的知识信息只能记载在竹简、帛书、纸张等上，很沉，还容易受潮、虫蛀，再加上连年战乱，因此很难保存。《伤寒杂病论》这本重要的医学书，也没能躲过一劫，完整的版本早已没有，流传下来的内容被分别整理成了《伤寒论》（伤寒病的治疗）和《金匮要略》（其他杂病的治疗）。

垂方法　立津梁

《伤寒论》和《金匮要略》给大家留下了治疗疾病的方法和准则。现在学习中医的学生，都应该好好学习《伤寒论》和《金匮要略》（经方派治病真的很厉害，学好了可以少走很多弯路！）。

四、孙真人和《千金方》

李唐后　有千金

唐代，有本重要的医学书籍——《千金方》。

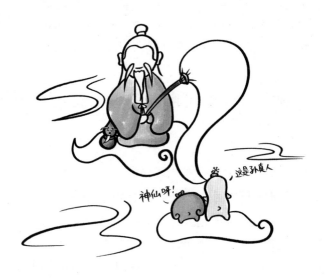

神仙呀！

这是孙真人

唐代著名的人物有很多，在医学领域，厉害人物当属孙思邈。孙思邈原来是个道士，因为治病救人很厉害，后来就有人把他尊称为"孙真人""药王"。据说他活到了141岁！

他认为人的生命非常宝贵，价值贵于千金，如果一个处方能在危急时刻救人，价值就值千金。所以，他有两本书就用了"千金"两个字，叫《备急千金要方》《千金翼方》。这两本书是综合性的医书（治什么病的都有），不仅总结了唐代以前的民间医学成就，还加进去了一些自己的研究成果，非常实用。

五、《外台秘要》和《医林改错》

外台继　重医林

继《备急千金要方》和《千金翼方》之后，还有两本重要的医书，《外台秘要》和《医林改错》。

《外台秘要》是把唐代以前的医学著作进行整理成书（整理也能出书，养成整理的好习惯是不是很重要呀）。

《医林改错》主要提出"瘀血致病"理论。书的作者王清任在观察并且解剖了很多尸体后，发现死者的血管里有很多血块，就是瘀血。他认为人生病死亡，主要是因为这些瘀血。因此，创立很多活血化瘀的方子，沿用至今，效果很好。虽然有人说人死去后血液当然是凝固的，但是活着的时候是流动的啊，这些血块是什么时候形成的，谁能分清呢？就有了"医林改错，越改越错"的说法，但是，正常人体内会有因瘀血导致的疾病呀，比如那些固定不移的刺痛，都是由瘀血造成的。王清任的这种实证精神是所有医生应当学习的。《医林改错》中的"身痛逐瘀汤""血府逐瘀汤""膈下逐瘀汤""少腹逐瘀汤"等31个方子，对临床有重要的价值。这本书在医学史中的价值也是不容置疑的。

后作者　渐浸淫

后来的医书越来越多，就没有什么特别值得介绍的了。

红紫色　郑卫音

就像紫色不能与红色相提并论，像郑、卫二国的音乐只能扰乱人的心性，不值得推广。

在古代，什么颜色代表正统、正牌、正义？——红色！什么颜色又代表不正统、不规范、不入流、杂牌？——紫色！在传世的中医学著作中，种类繁多，鱼龙混杂，聪明的人就用颜色来暗示书的价值，告诉大家，读经典就可以了。

六、金元四大家

迨 (dài) 东垣　重脾胃

名医李东垣特别注重调理脾胃的功能。

　　金元时期中医领域有四个重要人物。第一位是李东垣，他是脾胃派，特别重视脾胃功能。"脾胃为后天之本"（有后就有先，先天之本是肾），"本"就是根本的意思。其实这个不难理解，把吃进肚子里的东西转变成人体所需要的各种营养，再输送到全身，我们才能获得强壮的身体。"有一分胃气，则有一分生机"，说的就是脾胃的重要性。只要还想吃，能吃进去，活着就有希望。

温燥行　升清气

名医李东垣的治疗方法，主要是用温燥的药物，提升脾胃清气。

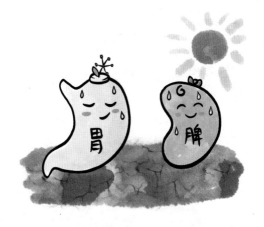

每个人都有自己的喜好，身体的脏器也有它们各自的好恶。脾喜欢干燥，讨厌湿乎乎的。脾胃还喜欢甜，是自然香甜，不是人为的香甜，比如超加工的食物（饼干、蛋糕、薯片等）。自然香甜的都有什么呢？比如烤馒头片、大枣、龙眼肉（桂圆）等，这些都是对脾胃有益处的食物。李东垣针对脾胃的好恶，用了很多燥湿的药物健脾胃、升清气，代表方——补中益气汤，就是现在大家在药店都能买到的"补中益气丸"。其实古人好的方子，我们一直都在沿用。

虽未醇（chún） 亦足贵

虽然不够纯正，也很可贵了。

若河间 专主火

刘河间，提出火热致病的理论。

什么到身体里都是火

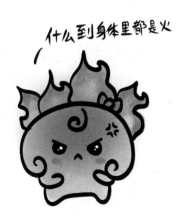

河间，为古地名，在现在的河北省境内。这个地方也出了一个名医叫刘完素（又称刘河间）。刘老先生认为，人生病都是因为有"火"。不管是风、寒、暑、湿、燥、火这类人体以外的邪气，还是情志、饮食内伤这类内在的因素，在人体内都会转化为"火"。其实，就是内、外邪气导致了气机不畅，气机阻滞的时间久了[就像糟（zāo）粕（pò）沤（òu）久了，就臭了]，就变成火热证了。

遵之经　断自我

刘河间的理论遵从了《黄帝内经》用自己的理解进行判断。

刘河间所说的五运六气与七情致病的理论都来源于《黄帝内经》。

《黄帝内经》中介绍的五运六气是什么？

要想说明白，其实有点复杂。我们先从字面上理解，把数字去掉，你看到了什么？"运"和"气"。对了，"运气"！它确实和我们平常所说的"运气"有关。

"五"指的是天上的木星、火星、土星、金星和水星五个星球。五运是指它们在宇宙里规律地运行，会对地球上所有的东西产生影响；"六气"指的就是"风、寒、暑、湿、燥、火"，是由地球感应其他天体产生的自然变化。

每个人都会受到这些宇宙因素的影响。"人以天地之气生，四时之法成"，就是说，人与天地自然是一体的。所以，五运六气对人的健康影响很大。这些综合起来都会影响我们的"运气"，影响我们的健康，甚至我们的生命。所以，只有愚蠢的人才和自然界对着干，聪明的人都知道要顺应自然规律。

　　情志就是指"喜、怒、忧、思、悲、惊、恐"，人的七种情绪。人正常都有七情六欲，正常表达没有问题，就怕过度。《黄帝内经》中有关于七情导致人生病的理论，后面再给大家介绍。

一二方　奇而妥

刘河间有一两个方子，很新奇，但又妥帖有效。

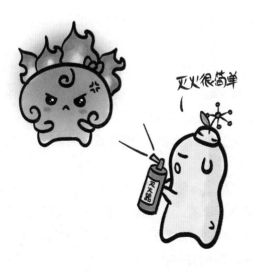

　　其中"六一散""防风通圣散"虽然用药方法奇特，但还是符合《黄帝内经》原则的，所以，妥妥哒！

这里所说的散剂就是把药加工成干燥的粉末，它是中国古老的药物剂型之一。当然了，中药还有很多其他的剂型，比如我们常见的丸、膏、片……剂型不同，药效会有一定的差异。

"六一散"，是由六份滑石和一份甘草组成的，主要用于暑天清热利湿。甘草大家可能不陌生，滑石其实也很常见。举重运动员上场之前，往手上抹的白色粉末，就有滑石的成分。还有小宝宝用的痱子粉里，也有滑石的成分。

丹溪出　罕与俦（chóu）

朱丹溪的医学理念是同时期的医生难以匹敌的。

刚才讲了两个重要人物，第三个重要人物叫朱丹溪。

其实，他本名叫朱震亨，先是学习儒学，要参加考试去做官的，没成。四十多岁时，家人生病总也治不好，一直陪伴、支持他的妻子也因病去世了，他最敬重的老师也有重病，他的老师观察他很久，说他适合当医生（他老师是个伯乐），建议他学医，他才开始发奋学医。

老人家是从《黄帝内经》开始学的，很快就小有名气。这一点与其他大多数学医的人不一样，其他人少有研究《黄帝内经》的。这也是为什么当时那么多医生治不好病，教育源头出了问题！而朱震亨并不满足于小有的名气，继续研究《黄帝内经》，因为没有人跟他讨论，他就到处拜名师，其中一个人就是刘河间的徒孙，叫罗知悌。后来，他医术高明到给人治病常常开一次药就好，当时有人称他为"朱一帖"，还有"朱半仙"，是不是很厉害？

因为他住的地方有条漂亮的小河叫丹溪。大家尊敬他，不直接叫他的名字，就称他为"朱丹溪"了。可见，一个人学问大了，有多受人尊重。

阴宜补　阳勿浮

朱丹溪提出补阴敛阳的理论。

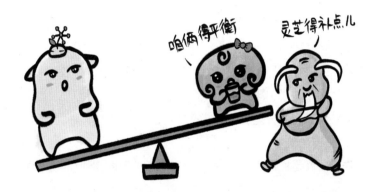

他总结了当时三位医学专家（后面告诉大家哪三位）的学术思想，结合《黄帝内经》理论，提出"因病以制方"（个体化治疗），反对当时的"局方"（有什么病就用哪个固定方），并且提出"阳常有余，阴常不足"，注重滋阴。

那什么是阴阳呢？

阴阳就是事物间的一种关系。《黄帝内经》有"阴阳者，血气之男女也……水火者，阴阳之征兆也。"就是说，阴阳不是具体的东西，

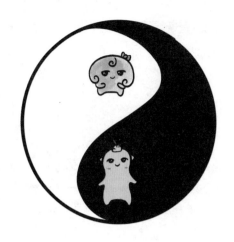

而是说明血和气、男和女等的相互关系的。它们互相依托，又不一样。就像自然界的水和火一样，一个冷一个热，一个向下沉静，一个向上燃烧，但它俩不平衡就有灾难了。水太多了就涝了，太少了就旱了。太阳离远了就冷了，离近了就热了。但这一对关系一直在变化，所以，我们就要调节身体去适应，才能不生病。

朱丹溪就是把握了这个关键，调节阴阳的平衡。因为他是南方人，南方比北方热吧，阳火较足，而火热容易耗伤阴液，所以，用清热滋阴的药很好。

现在南方还一直讲究煲汤，里面加点儿清热滋阴的中药，是不是影响很大？所以，中医讲究因人、因地、因时制宜。就是说人的体质不一样，治疗方法要不一样；所住的地方环境特点不一样，治疗方法应当不一样；生病和治疗的季节时间不一样，治疗方法也会不一样。明白了吗？不明白的话，后面再继续看，就会明白了。

杂病法　四字求

治疗杂病要从"气、血、痰、郁"四个字入手。

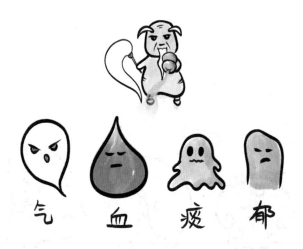

气　　血　　痰　　郁

"杂病"是指除伤寒以外的其他疾病，主要是指各种内科疾病。朱丹溪把引起杂病的原因作了划分，分为"气、血、痰、郁"。

气虚用四君子汤。气虚主要表现为乏力，没有力气。黄芪、人参都是补气的药材。灸气海、关元、足三里等穴位也能补气。

血虚用四物汤。血虚表现为脸、嘴该红的地方不红，发白。可以用大枣煮水喝，也可以用丹参煮水喝。丹参之所以叫丹参，是因为它的根是红色的，有活血补血的作用。中医有"一味丹参饮，功同四物汤"的说法。

痰湿用二陈汤。痰湿的人表现为整个人发懒、发沉。这样的人平时就喝点儿陈皮水吧。

气郁用越鞠丸。气郁的人表现为一天到晚唉声叹气，动不动就皱眉头。如果没有药，也可以吃点儿佛手之类的水果。

若子和　主攻破

张子和，主张用攻下的方法破除疾病。

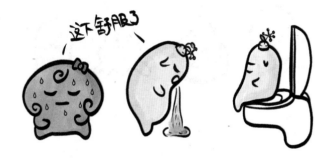

第四位重要人物——张子和。张老先生有最强硬的去病三招"汗"（出汗）、"吐"（呕吐）、"下"（排便、排尿），三招用完后，再补人体虚弱的地方。

大家可能有疑问了，我们平时都是热了才出汗，胃难受了才吐，憋不住了才想排便、排尿，现在怎么成了治病的方法了？这就是中医的奇妙之处，利用人体自身的生理反应来解决身体的问题。

比如说，病在皮肤等浅表部位，要发汗。举个例子，受凉后感冒发热，有时候会感觉皮肤疼，这时候邪气就在皮肤，没往身体里面走，一出汗，就把邪气给赶跑了，出汗后会有神清气爽的感觉！邪气停留于脾胃，要催吐。比如吃进去坏东西，趁它还没有往下走，没被吸收多少，赶紧吐了它。如果邪气停留在肠道，可以用泻下的方法，通过大、小便把邪气排出去。

可见出汗、呕吐、排二便都是祛邪的好方法。其实人体有自我保护的机制，一旦受寒了，就会缩紧身子，减少体表散热，还会打哆嗦，加速产生热量，把寒气赶出去；一旦东西吃不合适，会恶心、呕吐；如果有部分到了肠道里面，就会拉肚子。这些都是人体在自我保护。所以，好医生是帮助身体进行自我修复。该发汗就发汗，该吐就吐，该拉肚子就帮着快点儿拉出去。

中（zhòng）病良　勿太过

用这些攻破的方法要恰到好处，不能过用。

邪气被赶走后，再补足正气，这样邪气就不会再侵犯我们的身体了。说实话，这几招有点儿狠，绝对不能乱用、过度用，不然，会伤人体正气，反而导致其他疾病。

四大家　声名噪

上面说的是金元四大家，名声很响。

考考大家，刚才我们都提到谁了？李东垣、刘完素、朱丹溪、张子和。这四个人，被称为"金元四大家"。

金元四大家

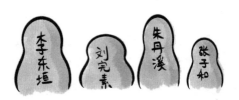

　　朱丹溪是最晚出生的一个，但他的医学成就是四个人中最大的一位，前面说他总结的三位大家的思想，是哪三位，大家知道了吧。就是李东垣、刘完素、张子和。

　　这四位大家的医学成就一直影响到现在。

《必读》书　错名号

　　《医宗必读》把人名弄错了。

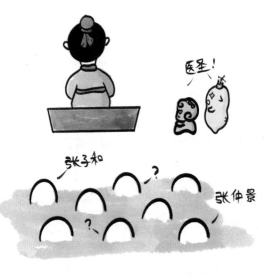

明代李中梓写的《医宗必读》，把张子和误以为是张仲景，虽然俩人都姓张，但是张仲景是"医圣"，张子和再厉害也比不过他。所以说，大家千万别马虎，要不就成了"历史笑话"。

七、明代以后医家特点

明以后　须酌量

明代以后的医书要斟酌着看了。

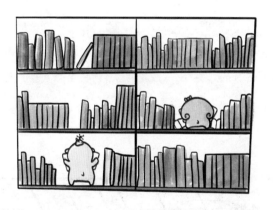

详而备　王肯堂

王肯堂写的《证治准绳》详细齐备。

薛氏按　说骑墙

薛己的《薛氏医案》整本书缺乏自己的观点。

士材说　守其常

李中梓的《医宗必读》中规中矩，也没有新意。

这些书，大家就当是参考书读读得了。

景岳出　著新方

张景岳写的《类经》《质疑录》《景岳全书》等，其中的方子有些创新。

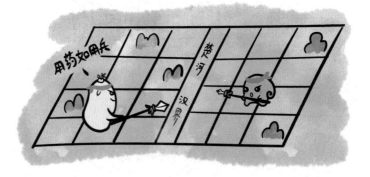

张景岳当过兵，熟悉排兵布阵，所以写的《景岳全书》用了排兵布阵的思路来组合药方。这就是用药如用兵！中医思想可以在任何一个领域中体现，所以，任何一个领域的专家，学习中医理论都能有很好的体悟。张景岳带兵带得好，做医生也做得好。前面说的"医圣"张仲景，做官做得好，从医也是高手，关键是通自然之道。

石顽续　温补乡

张璐，晚年号"石顽老人"，他继续坚持了张景岳的思想，主要用温补的方法进行治疗。

好的思想总是被不断地延续，张璐写的《张氏医通》就是沿袭了张景岳的思路，强调用温补的方法来治疗疾病。温补就是用温性补益的药物来治疗虚寒证，让身体里的阳气充足，把体内的寒气逼走。

献可论　合二张

赵献可写的《医贯》学术主张基本与张景岳和张璐两人一致。

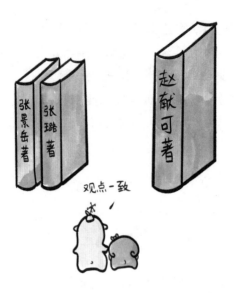

观点一致

赵献可强调补命门。命门，就是身体最要害的部位。在五脏学说中，指肾脏，而且是右肾；在经络学说中，指督脉命门穴，位置在腰部，很好找，肚脐正对着的腰部中间凹陷就是了。

诊脉法　濒(bīn)湖昂

诊脉的方法，《濒湖脉学》是最好的。

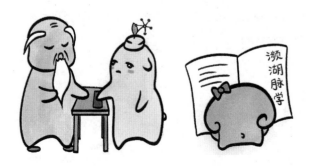

大家都知道诊病有四招——"望、闻、问、切"，望是用眼看；闻是听患者说话、喘气的声音和闻气味；问就是问哪儿不舒服；切主要指的就是把脉。李时珍写了著名的《本草纲目》，同时也写了《濒湖脉学》，这本书对脉学进行了深入分析，直到现在，中医大夫要学把脉，这本书仍是必读书。

数子者　各一长

以上这些医家各有所长。

揆（kuí）诸古　亦荒唐

与古典医籍相比，诸家所著之书都没有得到所有的中医精髓。

长沙室　尚彷徨

所谓的张仲景的徒弟，大都没明白张仲景治病的中心思想。

张仲景（曾经是长沙太守，人称"张长沙"）在中医界真的是太有名了。好多人为了显示自己医术出自名家，都说自己是张仲景的门徒。其实真正登堂入室的没几个，多数都还没有理解透张仲景治病的中心思想。

惟韵伯　能宪章

只有柯（kē）韵伯对张仲景的理论理解较深。

当然好学生也是有的，柯韵伯写的《伤寒论注》《伤寒论翼》，对张仲景的治病思想和《黄帝内经》的理论不但理解透彻，还有很好的发挥。

徐尤著　本喻昌

徐彬、尤怡对张仲景治病思想的注解，遵循的是喻嘉言的理论。

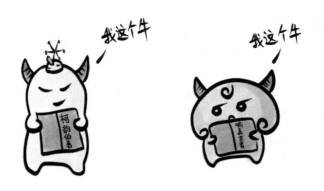

明末清初，医家喻嘉言写了《寓意草》《尚论篇》《医门法律》三部书。《寓意草》是自己的医案（记录自己治过的病例），《尚论篇》论述了伤寒六经辨证，《医门法律》是综合性医书，结合作者的临床经验，可以指导医生治疗。

大作者　推钱塘

写得最好的，要数钱塘人张志聪和他的弟子高世栻（shì）。

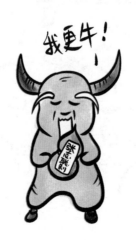

钱塘是浙江杭州的古名，张志聪和他的弟子高世栻都是杭州人，他俩对《黄帝内经》《神农本草经》《伤寒论》《金匮要略》都有很好的论述。张志聪写的《黄帝内经素问集注》是《黄帝内经素问》的注解著作中比较好的一部。不得不说的是，张志聪采用了招徒讲医的方式，让中医学教育民间授徒形式向前发展了一大步。中医传承最宝贵的是师带徒，没有师带徒的传承，那些好的治病救人的经验就会慢慢消失。

取法上　得慈航

学习经典，才能有正确的方向。

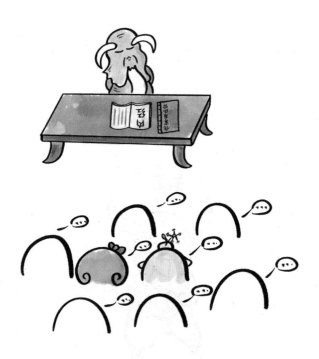

以《黄帝内经》《难经》《伤寒论》《金匮要略》等经典著作为学习研究内容，才能获得丰富的医学知识，才能真正看好病。

好了，《医学三字经》之《医学源流》这么快就结束了，你记住了几本书？记住了几个人呢？

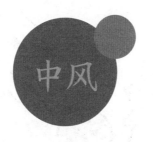

先来了解一下中（zhòng）风这种病。中风是各种原因导致的突然昏倒，一侧肢体麻木，活动不便，或者说话不流利、口眼㖞斜等为主要表现的疾病。起病急，变化快，有"风邪善行数变"的特点，所以起名叫"中风"。

一、风的特点

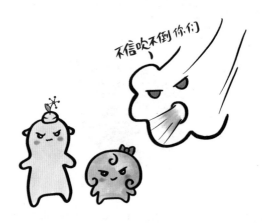

在疾病里，有一个很重要的病叫"中风"。中风是什么意思呢？就是风邪中人！《黄帝内经》曰："故风者，百病之长（zhǎng）也"（"长"在这里就是排行第一的意思，说明风邪是让人生病的头号坏蛋）。风一吹，树就摇。合适的风会促进植物生长，如果没有了风，农作物就长不大了。如此平常的风，怎么能让人生病呢？要说明这个问题，我们先来看看"风"字在古代是怎么写的——"風"。"風"字里面有只"虫"（虫上面的一撇，可以当成是小虫子的翅膀）。也就是说，风里面是带"虫"的，这里的"虫"就相当于现代的细菌、病毒，不同方向来的风就带来不同的细菌和病毒。我们把对我们有好处，能让我们健康成长的风叫"实风"；对我们有害的，带病毒的，让我们生病的风叫"虚风"或"贼风"。贼风一吹，摇动汗毛，毛孔松动了，细菌或者病毒就进去了。

接下来我们要知道风都有哪些特点。空气流动才产生风（扇扇子的时候，扇子帮助空气流动了，是不是就有风了），风最大的特点就是"动"和"变"。所以，一旦中风了，身体出现的症状也是多变的。比如说，风进入脾了，多数表现是嘴唇不舒服；风进入心了，可能就舌头不会动，说不出话了；风进入肾了，耳朵就会听不见；风进入肝了，眼睛就会看不清；风进入肺了，那鼻子就不通气，或者拉不出便便；要是风进入大肠、小肠、胃、胆、膀胱，很可能我们的胳膊、腿就出现麻或者疼的症状了。要是风进入经络（经络是什么？如果你理解不了，你可以理解成飞机的航线，航线我们是看不到的，但是确实存在，因为飞机都是按航线飞行的），就会出现口眼㖞斜；如果风进入血管了，那就一半身子不能动了。

二、季节、风向与疾病

骤然得　八方通

突然就中风了，四面八方的风都有可能伤人。

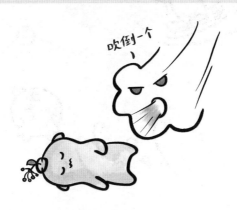

吹倒一个

重要的问题来了，什么是对我们身体好的"实风"，什么又是自带邪气的"贼风"呢？要辨明好坏，先要辨明八个方向。八方指的就是东、西、南、北、东北、西北、东南、西南八个方向。正常情况下，春天大多刮东风，夏天多刮南风，秋天多刮西风，冬天当然主要是刮北风了。如果与应该刮的风向正好相反，就是"虚风""贼风"了。《黄帝内经》专门有一篇是写什么时候该刮什么方向的风的，并且把不同方向来的"虚风"都起了个名字。如果还是不清楚，不知道什么节气应该吹哪个方向的风，来看下面的九宫格吧！

立冬 （西北风）	冬至 （北风）	立春 （东北风）
秋分 （西风）	中	春分 （东风）
立秋 （西南风）	夏至 （南风）	立夏 （东南风）

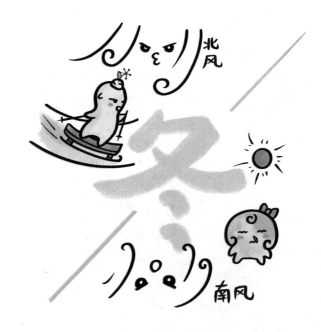

在相应的节气刮相应方向的风，就是"实风"，能促进人的健康。如果在相应的节气吹正好相反的风，那就麻烦大了。比如说，冬天本来应该刮北风，刮了南风，结果天也不冷，怎么就感冒了呢？因为风向不对呀。所以，看天气预报除了看气温和有无雨雪之外，更关键的是看风向。下面再给大家提供一张"贼风"名单。

立冬 （东南风"弱风"）	冬至 （南风"大弱风"）	立春 （西南风"谋风"）
秋分 （东风"婴儿风"）	中	春分 （西风"刚风"）
立秋 （东北风"凶风"）	夏至 （北风"大刚风"）	立夏 （西北风"折风"）

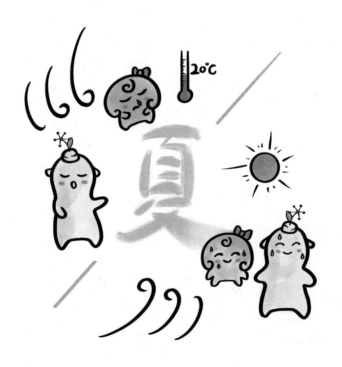

该吹北风的冬至，正好刮南风，这样的风就会伤人心脏。中医认为，心主血脉，所有的血管都归心来管，伤"心"就容易导致人得心脑血管疾病，所以冬天是心脑血管病的高发季节。老人们常说，好好下场雪吧，天该冷了，得把那些虫子冻死，人的病就好了。其实老话有道理，一刮北风，天一冷，人就好了！另外，冬天老人还常说，小孩子冻冻更结实，也是这个原因——风向对了！

立春时，刮西南风会伤人脾，让人肌肉疼痛无力；春分时，吹西风就会伤肺，让人皮肤发干；立夏时吹西北风，会伤到小肠，或进入手太阳小肠经里，跟着经脉气血走动，或者邪气结聚让经脉不通畅，导致人突然死亡。这听起来有点可怕，其实是真的可怕呀。记住风向，避开就对了；夏至刮北风伤的是肾，当风进入我们的骨骼、肩、脊背两侧的肌肉肌腱，就会让人觉得发冷，疼痛；立秋刮东北风伤的是大肠，或者是伤人的腋下（胳肢窝）至两胁（肋骨）以及所有关节；秋分吹东风倒霉的是肝，伤肝以后，筋就没有力气了；立冬吹东南风伤胃，让人肌肉没劲儿。话说回来，风要乱刮，我们也控制不了，那怎么办呢？躲呀！古代的人就很讲究避"不正之风"。除此之外，锻炼身体，别让"贼风"有机可乘也很重要。

三、严重的中风病

闭与脱　大不同

中风严重的时候，有闭证和脱证的区分，表现大不一样。

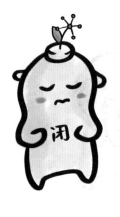
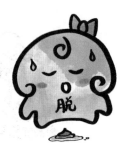

说了这么多，还是不小心中了风邪，最严重的会怎样呢？

中风最严重的情况分两种：一种叫闭证，主要表现是突然昏倒，叫不醒，使劲儿闭嘴咬牙，两手握成拳头，全身发硬。这是因为风邪入侵后，导致人体的气机出入异常，闭塞不通了。另一种叫脱证，主要表现是突然昏倒，叫不醒，身体发软，眼闭嘴张，呼吸很弱，手脚都撒开了，出汗多，大、小便失禁。这是因为风邪入侵，导致人体的气收不住，向外脱了。

这两种情况原因不同，表现不一样，治疗当然也不一样了。

开邪闭　续命雄

治疗邪气闭塞导致的闭证用续命汤。

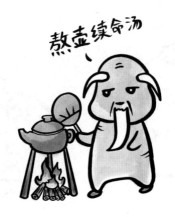

熬壶续命汤

续命汤，一听药名就很霸气，救命用的。续命汤有大续命汤（麻黄9克、桂枝9克、当归9克、人参9克、生石膏9克、干姜9克、甘草9克、川芎4.5克、杏仁2克）、小续命汤（麻黄3克、防己3克、人参3克、黄芩3克、桂枝3克、白芍3克、甘草3克、川芎3克、杏仁3克、防风3克、附子1.5克、生姜3片）的分别，是治疗中风的重要方子，可以发汗祛风。

大家知道吗，如果从外面受到了邪气，最好的治疗办法是让身体出汗，当邪气还停留在身体表层的时候，通过发汗把它赶出去，这样对人体的损伤是最小的。如果让从外面来的邪气，在身体里溜达一圈，再通过二便排出去的话，那么，凡是它待过的地方就有被破坏的痕迹，这样我们的身体损失就大了。

需要提醒的是，发汗后别着急大鱼大肉地补，要喝点儿粥，养养阴，把身体里的空隙填满，邪气就不容易再次入侵身体了。

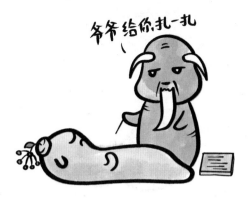

这时候，急救更重要的一种方法是针刺十宣，就是十个手指尖。用针扎一下，尽量能让指头出血，每个都出一点儿就行。很多人扎完十宣就起来了，没有什么后遗症，这就是中医的神奇之处。大家最好学会这个急救技巧。

固气脱　参（shēn）附功

治疗脱证要用参附汤之类的方子回阳固脱。

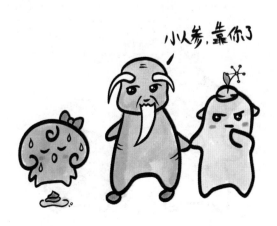

具体用哪个，医生会根据患者的情况作出判断。当患者昏迷了，就得先让他清醒过来，再调理。这时候如果没有合适的药物，也可以用灸肚脐的方法急救。

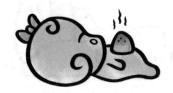

　　肚脐不仅是妈妈和宝宝曾经联系在一起的纽带，也是一个重要的穴位，叫作"神阙"。阙在古代是宫殿的意思，神阙就是"神"的宫殿，灸神阙可以补先天元气。大家一定要把自己的神阙穴保护好，不要让它露在外面受凉，更不要随便用手去抠它。

顾其名　思其义　若舍风　非其治

从"中风"的名字上看，就知道，必须从"风"上进行治疗。

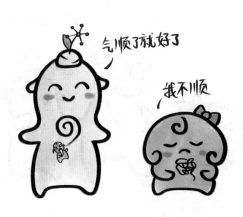

气顺了就好了

我不顺

"中风"从名字上来看，这类病就是与"风"有关。医生治疗怎么办呢？当然必须从"风"入手进行治疗。风本就是气流动产生的，人体的气正常时，是一直有规律地流动的，如果气流动的方向或速度变了，人就病了。所以，治疗中风就是祛除风邪，调顺气流。

四、类中风的由来

火气痰　三子备

火盛、气虚、痰湿，是三位临床专家在临床上总结的另外一种中风的发病原因。

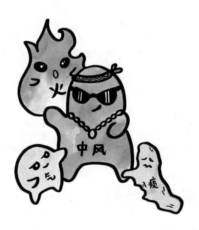

刘河间这个人大家还记得吗？我们之前有提到过。他觉得大多疾病都和"火"密不可分，所以分析中风也从"火"进行，认为是你一激动，阻滞气机而化热，就可能导致突然中风（有个妈妈就是陪孩子写作业，发怒激动，中风了）。根据这个理论，治疗当以泄火为主。李东垣，这个人我们之前也讲到过。他特别强调调理脾胃，因而在分析中风的时候，认为是人的元气不足，不够强壮，才导致外邪入侵，所以治疗上，用补中益气汤加减，补中气（脾胃在人体的中间，所以脾胃之气叫中气），治虚损。而朱丹溪呢，他认为，东南地区（江苏、浙江一带）多湿，这些地区的人中风不是邪风从外入侵到身体里，而是身体里生湿生痰，痰阻气机而生热，热才生风，所以治疗方法以祛湿为主。这些人对中风的原因进行了补充说明，有可借鉴之处。

不为中（zhòng） 名为类

上述的这种中风不是自然界风邪外袭所致，叫类中风。

上面的三位医家认为由火盛、气虚、痰湿导致的与中风类似的病症，不是外来的"风"导致的，他们认为，这些是与正常中风不同的情况，所以不叫中风，而叫类中风（类似中风的病）。

五、中风的本质与经典治疗

合而言 小家伎（jì）

总起来说，都是小分支。

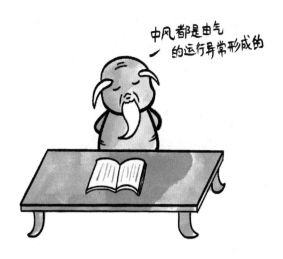

中风都是由气的运行异常形成的

作者陈修园老先生认为，古人说的中风，说的是这个病的症状。不管哪种病因，都是因为体内的气不正常运行，也就是邪风。所以，就没有什么真中风、类中风的分别了。

瘖（yīn）喎（wō）斜　昏仆地

中风的表现有不能说话、口眼喎斜、昏迷不醒、突然倒地等。

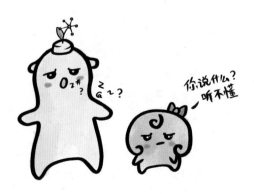

症状有轻有重，意识清醒，只有某些部位活动不灵便，那是中经络，属于轻症；已经昏迷，那是中脏腑，属于重症。

急救先　柔润次

治疗的时候先进行急救，等人清醒了，再考虑如何调理身体。

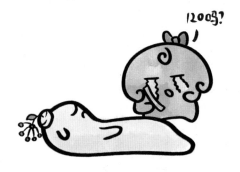

中风后往往会出现筋脉得不到营养，胳膊、腿活动不灵便的情况，需要养阴滋润筋脉。一旦有昏迷不醒的情况，必须得先抢救，这是救急。用前面说的针刺十宣救闭证，灸肚脐治脱证。

填窍方　宗金匮

填补空虚的方法要依据《金匮要略》。

人会中风都是因为体内有正气空虚的地方，所以，治疗中风后，需要将空虚的地方补充上。

伤寒
瘟疫

伤寒是一切外来邪气导致的疾病，也可以理解为，因为受寒引起的各种病症。《难经》曰："伤寒有五：有中风，有伤寒，有湿温，有热病，有温病。其所苦各不同。"说的是伤寒的病因。《伤寒论》对这个病进行了更深入的研究。

一、伤寒与六经辨证

伤寒病　极变迁

伤寒这类疾病，临床表现变化很快。

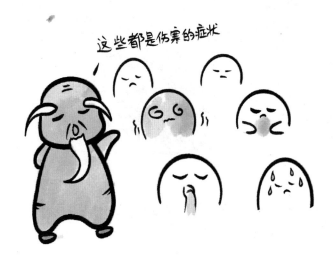

这些都是伤寒的症状

　　"伤"，就是损伤，伤害；"寒"的意思就是寒冷、寒邪。大家大多会有这样的经历，在不经意间受点儿凉，然后就发热，身体不舒服，生病了。这就是典型的伤寒。而人的体质各不相同，所以，感受邪气后的表现也各不相同。并且，导致伤寒的病因有风、寒、燥、火、湿、暑的区别，表现更是各不相同了。在仲景的时代，寒邪是最主要的病因，所以，也就用"伤寒"来指代所有外来邪气导致的疾病，即广义伤寒。

六经法　有真传

对《伤寒论》中不同病症表现特点的论述，有人从六对经脉进行分析。

南宋的朱肱对《伤寒论》进一步解读，提出六经辨证的说法。将《伤寒论》中的太阳病、阳明病、少阳病、太阴病、少阴病、厥阴病分别从太阳经、阳明经、少阳经、太阴经、少阴经、厥阴经进行理解分析，这是目前影响最广泛的一种解读方式。

这里的太阳、阳明、少阳、太阴、少阴、厥阴是从阴阳的多少变化上命名的。这是一个大体系，还有很多没有研究明白的。

《黄帝内经》中说，一个好的中医大夫，要上精天文，下知地理，中通人情世故。现在，一个好中医还要精通西医。很多人不愿学医，怕累，或者觉得付出与回报不相符。个人觉得，中医是每个人都要懂的，它包含了很多如何与自然相处的学问，这也是生存之道。当然了，如果只是把医术当成一种谋生手段，没有悲天悯人之心，那就没了灵魂，也很难成大医。所以，历史上很多中医大家都是在中年以后发奋学医，而成为一代名医的。建议大家，学中医吧。

二、太阳寒水伤人与调护

头项病　太阳编

后头痛，连带着后脖子僵硬、疼痛，是太阳寒水致病的特点。

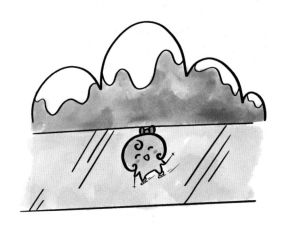

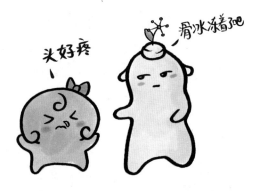

　　寒邪性质属阴，易伤人体阳气。人体阳气最盛的部位是头部，阳气最盛的经脉是太阳经，感受寒邪反应也最明显。所以，太阳病最主要的表现就是头痛连带着后脖子感觉不舒服。

怎么不舒服？僵硬，疼痛。

为什么？热胀冷缩，这个自然规律大家都懂。人也一样，一冷，身上就发紧，皮肤肌肉都缩紧，气血运行不通畅，也就堵了。堵住了，一方面身体就会缺血缺氧，另一方面，代谢的垃圾也运不出去，被滞留的垃圾就刺激人体出现疼痛。所以，寒邪伤人所致的疼痛，是那种发紧的疼，人会感觉怕冷，这是最主要的特点。另外，还有阳气抵抗寒邪，会表现出发热这种自我保护性的症状来。

这时候怎么办？怕冷就多穿点儿衣服，好好保暖；发热就是身体发出信号了，要调动全身的力量进行抵抗，我们只要顺势而为就行了，让它快速热起来，让身体发汗（出汗了要擦干），调动足够的阳气把寒气赶出去。需要提醒的是，出汗虽然有助于排出寒邪，但是出多了也会伤身。所以，全身微微出汗就好，不要大汗淋漓。一般出完汗，人就会感觉好多了，这时候需要补充一下体力，喝点儿粥，把虚的那部分给及时补上，不给外邪可乘之机。

平常又该怎么防止受寒呢？首先是保暖。这里要提醒大家，有时候出汗了，感觉热，赶紧脱衣服，这时候皮肤的毛孔正开放着出汗呢，风一吹，带着寒气就进去了，人一哆嗦，就是受寒了。所以，出汗不能急着脱衣服，找个没风的地方，静下来，汗消了，就不热了。关键是防风！其次，可以吃些偏温热的食物，让身体阳气十足，比如葱、姜、花椒、八角、胡椒粉等，水果如橘子、樱桃、榴梿等，菜可以多吃些香椿、韭菜、小茴香、蒜薹、蒜黄等。

如果一不小心受凉了，马上喝一杯热姜汁下去，汗出来，就好了；也可以搓搓大椎穴，揉一揉风池、风门、肺俞等穴位，微微汗出，也就好了。

三、阳明燥金伤人与调护

胃家实　阳明编

胃部胀满，大便干结，都是阳明燥金伤人。

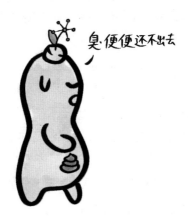

臭·便便还不出去

胃家，就是胃肠道。实，就是满了，堵住了。

燥邪的特点就是凉、干，最易伤肺，肺与大肠相表里，燥邪由表及里，先伤阳明经，出现大便干结。大便干结不通，自然胃里面的东西也就排不下去了，整个胃肠道就都堵满了东西，表现为便秘、肚子胀、发硬、疼痛，有的会发热，严重的会胡言乱语、发狂打人。这时候就需要用大承气汤，只要让大便通畅，郁热随大便排出去，神志就清醒了。只要大便一通，就别再继续使用，避免伤了正气。这也是《黄帝内经》中少有的"急则治其标"的情况之一，仅是临时救急用的方法。

有人可能会不明白，一般是热了会干，怎么凉了也干呢？

秋天天凉了，大家是不是觉得干爽了，而且不但身上干爽了，鼻子、喉咙、眼睛、皮肤都会干。这就是燥的特点。热的干，是热盛了，把水分蒸出体外了。凉的干是凉了以后，热气不足以让水分正常运行输布，身体就感觉干了。就像黑膏药，硬硬的，干巴巴的，用的时候用火烤烤，或者用热水杯烫一下，就变软和了，有黏乎乎的感觉，能粘住了，就能正常使用了。

当然，燥邪伤人的原因不全是胃肠道被堵住所致，更常见的是燥邪伤在表层，出现鼻子干、喉咙干的情况，这时候，自己用一杯热水对着口鼻，用水汽熏蒸一下就可以了。

平时怎么防燥呢？补阳气、补水分！江南女子性情温柔，皮肤水润，这都与江南气温偏高、湿度偏大有关。肺主皮毛，喜润恶燥，所以，要想皮肤好，就得阳气足，湿度好。

如果你去不了江南，生长在北方怎么办呢？吃点儿温热的东西，适当运动，让阳气保持正常运行。家里可以养养花草，养养鱼，这样都可以防止燥邪损伤。当然了，万一没防护好，被燥邪伤了，出现鼻子干、喉咙干、皮肤干，就得下点儿功夫，煮点儿银耳粥、百合粥，温乎乎的喝下去，养养肺阴。

另外，缓解症状也可以这样做：鼻子干，常揉揉；皮肤干，常搓搓；喉咙干，常伸伸舌头，仰头努嘴。当然，也有喉咙干是肾虚，那就得配合喝点儿枸杞水，搓搓腰眼穴了。眼干往往是伤肝了，少用眼，不熬夜，勤转眼球，会好起来的。这些做法都是要调动局部的阳气，让体液正常营养局部。

四、少阳相火为病与调护

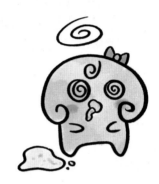

眩苦呕　少阳编

呕吐、口苦、眼晕，都是少阳相火导致的。

如果有人说他总恶心、呕吐，嘴巴发苦，眼睛发花看不清东西，一会儿发热，一会儿怕冷，总是坐在那里闷闷不乐，也不怎么愿意吃饭，这就是少阳相火的病了。

五味中苦味属于火，所以，人会有口苦的表现。少阳相火，是决定火的温热力出现在什么地方。火的特点是炎热向上，所以症状以呕吐、口苦、头晕、目眩等身体上部的表现为主。相火不正常分布，有的地方多就出现火热太盛的表现，有的地方少就出现没有热力去温化的表现，所以会有一会儿冷、一会儿热的症状。相火又是人非常重要的生命活力来源，所以，不可以随意泄热，要想办法调和，这时候的治疗关键是和解少阳，用药往往以柴胡、黄芩为主。

平常应该注意保持心情舒畅，经常转动腰身，敲敲足少阳胆经和手少阳三焦经，这样，身体里的温热能量就能更好地分布了。

五、太阴湿土为病与祛湿

吐利痛　太阴编

当人表现出呕吐、腹泻、腹痛时，就是太阴湿土患病了。

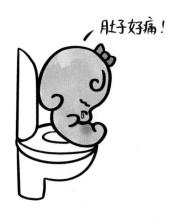

肚子好痛！

湿是阴性的邪气，会伤人体阳气。它主要的特点是发沉、发黏。感觉一下，把衣服泡水里再提起来是不是就沉了？要展开也不那么方便。人也一样，湿了就会发沉、发黏，临床表现就是沉重的疼痛。

想象一下，肚子里一滩冷水，肯定会肚子痛的。身体自己会用上吐、下泻的办法，把这些湿气排出去，这是人体的自我保护性反应。这时候千万不能用止痛、止吐或止泻的药，而要用温脾燥湿的方法，把湿气化掉就可以了。可以用"理中丸"之类的中成药，当然，更简单实用的方法就是艾灸。灸中脘穴或者神阙穴都行，一直灸到感觉肚子热乎乎的，从肚子叽里咕噜响到不响，就好了。

大家可能都听说过"千寒易去，一湿难除"。外感的湿气从哪儿来的呢？主要由于生活的环境湿气太重，如沿海、湖区、江边等，另外，南方梅雨季节，如果不注意祛湿，人就觉得懒散，吃不下东西，这是因为脾喜燥恶湿，湿邪最易伤脾，而脾主四肢肌肉，主运化饮食水谷，湿气困脾，脾就干不动了。

怎么防湿？有太阳就晒被子，晾衣服，把人也晒晒。没有太阳就做艾灸，艾灸的火可以与太阳的热相媲美。再者，吃祛湿的食物，如大家熟悉的红豆薏米水、海带冬瓜汤、陈皮水、荷叶水、木棉花水等。此外，运动出点儿汗也能健脾祛湿。

六、少阴君火不足与调护

但欲寐（mèi）　少阴编

老想睡觉，是少阴君火不足的表现。

怎么就睡不醒呢？

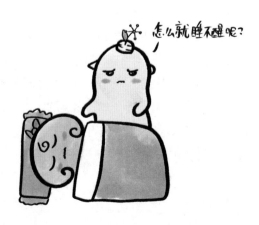

君火是人生命活动的源泉，一旦不足，全身都没有活力。体力、脑力都不行，严重的患者会出现手脚，甚至胳膊、小腿冰凉，止不住地腹泻等症状，稍有不慎，甚至小命不保。

这时候一定要用点儿有火力的东西让身体暖起来，中医常重用附子、干姜这一类药。自己也可以灸一灸，此时要加大艾灸的力量，用脐灸（灸肚脐）、督灸（灸脊柱），每次灸的时间长点儿（小孩子30分钟以上，成人2小时以上），慢慢人的阳气足了，少阴病也就解决了。

七、厥阴风木为病

吐蛔渴　厥阴编

呕吐、吐蛔虫、口渴，这是厥阴风木病变的表现。

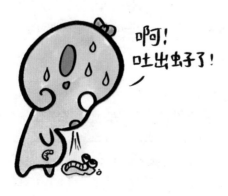

风是流动的，它还会引着其他邪气到处走，走到不同的地方，表现就不一样，所以，厥阴病症状也很奇特多变——有时寒、有时热；风胜湿，会致口渴；风气上冲就会呕吐；蛔虫那种钻顶的疼痛也是风的表现。

体内的气不正常流动，也会产生风邪，出现风邪致病的特点。所以，治疗根据其表现不同，进行相应调整，引导气流的方向就行了。

八、《伤寒杂病论》治疗思路

长沙论　叹高坚

张仲景的理论很高深。

《伤寒杂病论》是张仲景写的，张仲景曾做过长沙太守，所以，又叫"长沙论"。现在我们看到的《伤寒杂病论》分成《伤寒论》和《金匮要略》两部分，但提到"长沙论"还是指《伤寒杂病论》，也就是说，大家学习的话，现在的两本书都要仔细学习。

存津液　是真诠（quán）

保存身体内的津液是最关键的。

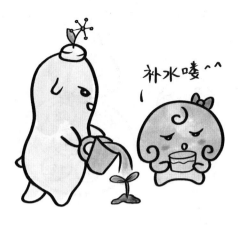

补水喽^^

大家都知道，人的体重一半以上是水。这些水，分布在不同的地方。中医把分布在不同地方的水分成"津"和"液"两种。

"津"相对较清稀，流动性大，分布在皮肤、肌肉、孔窍等部位，并能渗入血脉，起到滋润的作用。

"液"比较稠厚，流动性较小，主要灌注于骨节、脏腑、脑、髓等内脏部位，起到濡养的作用。

"津"和"液"都非常珍贵，所以，在《伤寒杂病论》中，治疗强调保存住津液。

汗吐下　温清悬

《伤寒杂病论》的治疗方法包括发汗、催吐、泻下、温养、清热、补益。

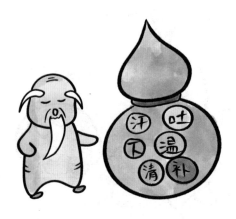

补贵当　方而圆

补要得当，有章法可循。

　　补的时候大家一定要注意，不要胡乱补，有虚损再考虑补益，当然还得考虑是什么方面虚损了，缺什么咱补什么！才是正道。

九、后世医家的缺陷

规矩废　甚于今

治疗规矩被废了，在当今时代尤其严重。

《伤寒杂病论》这本书里，还有很多治病、喝药的规矩，但是现在好多人都不遵守这个规矩了，就好像你买了东西却不按说明书来，那不是胡来吗？对于书中的规矩，一定要遵守。

二陈尚　九味寻

当代人都崇尚二陈汤（陈皮4.5克、半夏9克、茯苓9克、炙甘草3克、生姜3片）、九味羌活汤（羌活5克、防风5克、苍术5克、细辛1.5克、川芎3克、白芷3克、生地黄3克、黄芩3克、甘草3克）之类的方子。

"二陈汤"是一个化痰湿的方子，里面的茯苓可以淡渗利水，半夏可以降逆止呕，都对人体的气有向下引导的作用。在治疗外感疾病时，这种向下的药物作用，有可能留住一部分邪气，在身体里就会形成郁热，反而生出其他病症，所以，使用这类方子要慎重。

大家推崇的这个"二陈汤"里的主药——陈皮，理气化痰的作用很好，如果没有外在的邪气，体型有点胖，身体有点发沉，平时可以泡水喝，很好用。

"九味羌活汤"是比较猛烈的一个方子，主要治疗既外感风寒又里有郁热的疾病。里面的黄芩、生地黄性味苦寒，会伤人阳气，也会导致其他病症，所以，不可以自己随便用。

香苏外　平胃临

其他还有用香苏饮、平胃散之类的。

　　"香苏饮"的发汗力量比较薄弱；"平胃散"是一个能够燥化脾胃湿气的方子。如果外感邪气没有去干净，只是用香苏散、平胃散从内化湿治疗，还是会留下一部分邪气。

汗源涸（hé）　耗真阴

汗出过多，还会耗伤肾阴。

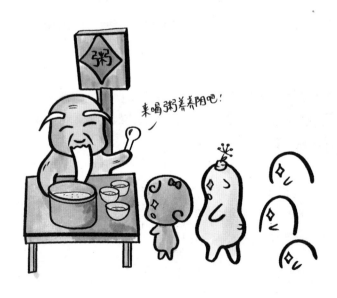

来喝粥养养阴吧！

人体的汗、血、津、液都是同一个来源，任何一种过度消耗，都会伤及肾中阴液、阴精。所以，《伤寒杂病论》中有很多用药后调养阴液的方法。比如"桂枝汤"中用芍药以及用药后喝粥，都是为了达到出汗后及时滋阴的目的。还有很多方药搭配和服药后调理的方法，都是出于这个目的。如果不注意，也可能变生其他疾病。

用药不注意保存津液，伤了肾阴，都是不按章法做导致的。

邪传变　病日深

病邪向其他性质转变或由表向内深入，就会加重对身体的伤害，病情逐渐加重。

如果不知道治疗时方药使用的原则，那么病邪就会发生变化，还会伤及人体的正气，使疾病加重。

目击者　实痛心

看到医生不懂规矩，患者的病好不了，这种情况真的让人心痛啊！

医医法　脑后针

治疗这些医生，应该从脑后扎一针，让庸医们清醒一下。

在脑后扎针可以醒神。如果头脑不清醒了，可以搓一搓头的后面，或者扎一针（这得专业人员来做），马上就神清目明了。

若瘟疫　治相侔（móu）

瘟疫的治疗也相同。

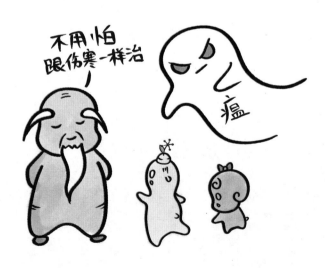

瘟疫听起来好像很可怕，它跟我们现在的手足口病、甲型 H_1N_1 流感差不多，也是一种外来邪气，治疗起来，与伤寒的治法一样。

通圣散　两解求

防风通圣散可以使内、外邪气都解除。

治疗瘟疫时，有一个常用的特色方子——防风通圣散。它能够清解内、外的热邪。也就是说，外感邪气之后，如果患者表现出身体发热，同时又大、小便不太通畅的话，就可以考虑使用防风通圣散。当然，任何用药之前，最好找医生看一下。

六法备　汗为尤

汗、吐、下、温、清、补，治疗伤寒的六种方法中，发汗是最重要的。

治疗瘟疫时，能出汗就能活下来，如果不能发出汗来，就会死。其他五种方法也都需要发汗，因为邪气是从体表来的，发汗是驱出邪气最便捷的路。

达原饮　昧（mèi）其由

使用达原饮，是不清楚病邪来源。

"达原饮"是名医吴又可创建的一个治疗湿浊困阻为主的瘟疫的方子。方中有槟榔、厚朴、草果、知母、芍药、黄芩、甘草，主要是用来治疗邪气没有深入到脏腑，在皮肉之间而不在表的一种瘟疫。但是作者陈修园老先生认为，这个"达原饮"的组方没有考虑到邪气是由外而来的，没有发汗解表的药物，所以，他是不太推崇这个方子的。

司命者　勿逐流

当医生的，不要随波逐流。

医生是要救死扶伤的。所以，作为一名医生，一定不能随波逐流，要认真学习经典，有自己正确的判断。

虚痨

虚痨又称虚损，是各种原因引起的、正气不足的
虚弱症。现在所说的亚健康就是典型的虚痨。其
他慢性病没有明确诊断的，都可以从中医的虚痨
进行调治。

一、问病因

虚痨病　从何起

虚痨病怎么发生的呢？

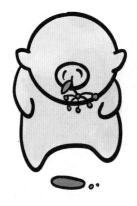

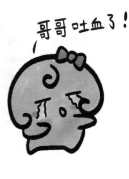

哥哥吐血了！

临床上，咳嗽、吐血、手脚心发热、脾气不好、眼花、耳鸣、口腔溃疡、鼻子发干、稍动就喘、食不知味、特别瘦、容易受惊、心慌、梦遗（睡梦中遗精）、身体感觉忽冷忽热、全身没劲儿、骨蒸（感觉从骨头里面发热）、失眠（睡不着觉）、闭经（月经该来就是不来）等都可能是虚痨的症状。这么一归拢，好多人可能就中招了。那么接下来的问题来了，身体怎么就虚痨了呢？

二、七情伤与五脏保养

七情伤　上损是

怒、喜、思、悲、忧、恐、惊七种情志变化，对人体
的损伤是由上而下的。

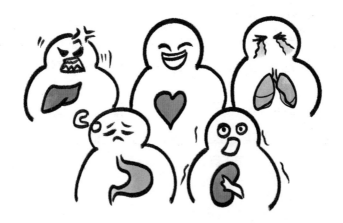

　　怒、喜、思、悲、忧、恐、惊，是人的七种情志，当动了这七情中的任何一种，都会影响我们身体内气血的运行。当然，适度是有益健康的，过度身体就会受伤，甚至危及生命！《黄帝内经素问·举痛论》里就说到"余知百病生于气也，怒则气上，喜则气缓，悲则气消，恐则气下……惊则气乱……思则气结……"

　　先说怒。肝，在志为怒。"怒伤肝""怒则气上"，怒会使气向上冲。岳飞的《满江红》里写到"怒发冲冠"，一怒之下，头发把帽子都顶起来了，这就是"怒则气上"的夸张表现。当然，也有肝经循行直接上到头顶的经络基础。肝在外的情志表达就是怒，也就是说，人发怒是动了肝火了。有的人动不动就发怒，这是肝火太旺；有的人

总也不发怒，这是肝气虚。这两种都是病态。另外，如果肝出问题了，会时不时叹气。

如何调节呢？

关键在于日常养肝，让肝的气血充足，自然该发怒会发怒，不该发怒也能敛得住。日常生活中养肝，可以从以下几方面入手。

一是不熬夜。夜里 23:00—03:00，一定要躺下睡觉，卧则血归于肝。躺下后，才有足够的血液回流到肝脏，让肝脏有能力去修复、去解毒（肝是人体重要的解毒器官，大部分药物都从肝脏代谢）。

有的人失眠，可能是肝阴血不足，怎么办？索性起来工作、看书、看手机、看电视？其实这些方式更加重了肝阴血的损伤。为什么这么说呢？因为，肝开窍于目，久视伤血，肝又藏血。长时间看东西，眼累了，血也伤了，肝也就没有血可藏了，肝就伤了。

正确的方法是，即使睡不着，也要先躺下，闭上眼，全身放松，大脑放空，这样既不会耗伤肝血，还可以养神。然后，再通过其他方法养养肝，自然就好了。

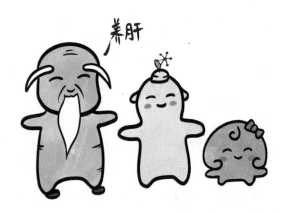

二是适当拉筋。肝负责全身的筋的功能，适当拉筋也是对肝的一种锻炼。不管是传统武术，还是现代健身，都强调筋的锻炼。我国古代的《易筋经》就是一种重要的拉筋的健身气功。据传，其有"一年易气，二年易血，三年易精，四年易脉，五年易髓，六年易骨，七年易筋，八年易发，九年易形"的功效。当然，《易筋经》不单纯是拉筋，还有练气。拉筋活动最好是在室外、空气清新的地方进行。

如果没有条件，还有一些更简单的方法，比如，转动眼球，肝开窍于目，眼球顺时针转 3~9 下，再逆时针转相同次数；也可以使劲儿手握拳、脚抓地。五指用力握拳，再放松；脚趾用力抓地，再放松。

三是吃养肝的食物。哪些食物能养肝呢？主食以全麦这类的谷物为主，蔬菜以韭菜为代表，肉类以鸡肉为主，水果的代表是李子。当然，从五色入五脏的角度来看，色偏青的食物都可以入肝。从五味讲，酸味入肝。如果确实有肝病，那就有一定的禁忌了。不同的病，用药不同，饮食禁忌也不同，一定要问明医生。

四是少用药。大部分药物都要经过肝脏代谢后排出体外。药物代谢过程中产生的物质，可能损伤肝脏。除了药物，食物中如果残留的药物或激素类物质过多，也会伤肝。这也是要保证食品安全，减少农药、化肥残留的主要原因。临床中有不少性早熟的女童，往往都与饮食有关。

五是调畅情志。尽量保持情绪稳定，少动怒。大怒伤肝。历史上有传言说，金兀术元帅第五次入侵中原的时候，被岳家军打败了，从马上掉了下来，被小将牛皋骑到了脖子上，金兀术哇哇大叫三声，死了，牛皋哈哈大笑三声也死了。这个金兀术就是直接气死了，那牛皋怎么也死了呢？这就说到下面一种情志——"喜"了。

心，在志为喜，"喜伤心"。有人说喜就是高兴，多好呀！适当的高兴对人是有好处的，过度了就不好了，太过了还可能会导致死亡。这个牛皋就是"开心死了"的典型。"喜则气缓"，大家注意到没有？大笑久了就没力气了。高兴的情绪不能正常表达是心出了问题。有心脏病的人一般高兴不起来；一直嘻嘻傻笑的，那叫"失心疯"。

重点来了，心该怎么养呢？

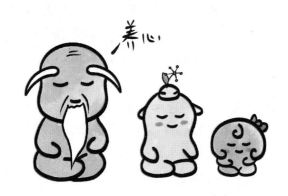

一是清静放松，闭目养神。人类从外界获得信息大部分都是通过眼睛，闭上眼就是减少信息对心神的干扰。所以，古人养生通常讲究清修。其中的"清"就是清静。心为君主之官，所有的情志都与心相关，让心情放松是最好的养心的方法。

二是话不过多。"心开窍于舌""舌为心之苗"，说话多了也会伤心的。所以，有人讲一天的话，不管是站着还是躺着讲，都会累，这个累是"心累"，因此，平常说话有节制也是一种养心的方法。

三是适度出汗。"汗为心之液""心主血脉""汗血同源"。从中医学的角度来看，观察心脏功能好不好的方法之一，就是看能不能正常出汗。一年四季，春、夏是出汗的季节，秋、冬是敛汗的季节。所以，夏天不出汗更伤心。

四是吃养心的食物。主食以高粱这类谷物为主，蔬菜以野菜、薤（xiè）白（小野蒜）为代表，肉类以羊肉为主，水果的代表是杏。从五色入五脏的角度来看，色偏红的食物都可以入心。从五味来讲，苦味入心。

　　"喜"过后，我们再来看看"思"。

　　脾，在志为思。"思伤脾""思则气结"，结就是纠缠在一起了。事儿想太多，走路都快不起来，这就是气结的表现。脾管着人体的四肢肌肉，还和胃一起管着吃饭和消化。伤脾了，就不爱吃饭了。另外，伤脾了，还爱唱歌，唱的大都是忧郁的情歌，是不是很准？好了，接下来是重点，平常我们该怎样护脾呢？

　　一是好好吃饭。这里面既包含了吃什么，又包含了怎么吃。先看吃什么。主食以小米这类的谷物为主，蔬菜以秋葵为代表，肉类以牛肉为主，水果的代表是枣。从五色入五脏的角度来看，色偏黄的食物都可以入脾。从五味来讲，甘味（是指天然食物中淡淡的甜，不是精制糕点的甜味）入脾，清淡饮食为宜，味不能太重，太重了伤脾。再看怎么吃——饿了再吃、安静地吃、吃七八分饱。

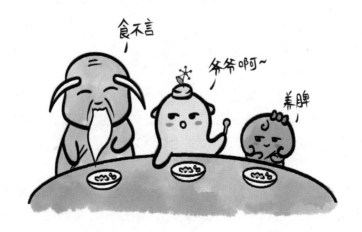

现在很多人都把吃饭聚会当成一个谈事儿的场合，所以，很多人脾胃功能不好，内分泌、代谢出现问题。这是因为脾胃没有得到足够的气血去消化、吸收、输布这些吃进来的东西。这些东西中有一部分直接成了垃圾，堵在身体里，让人不舒服。吃饭的时候不谈工作和学习，那谈点儿什么？俗话说"食不言，寝不语。"啥也别说，安静地吃完饭，休息一会儿，再好好聊天。

"饿了就吃"怎么理解呢？很多人是饿了还没有时间吃，或者是不饿就去吃饭了。这两种方式都不合理，都会以不同的方式伤害到脾胃。脾胃正常工作，胃里面排空了，身体需要营养了，就会觉得饿了，这时候要吃你不吃，脾胃就自身消化了，也就虚了。相反，如果一直没让胃空下来，总有东西在里面，胃一直要分泌胃酸进行消化，脾一直要运送营养，脾胃也就乏了，一样出问题。脾胃的工作要有节奏，有张有弛，这才是生活的智慧。

二是适当运动。大家都知道适当运动后会饿，过度运动后，反而不饿了。其实还是个"度"的问题。最合适的运动量就是运动后神清气爽，胃口很好。还有一点就是运动的时间问题，脾胃在上午最活跃，所以，四肢肌肉的运动也应当是上午最好。课间操时间是上午 10:00 左右，这是脾经最活跃的时间，这个安排就很合理。

接下来，再来说"悲"。

肺，在志为忧，"忧伤肺""悲则气消"。经常看到影视作品中演员哭着哭着就瘫坐在地上了，那不是耍赖，而是气消了，没有力气支撑自己的身体了，甚至连说话的力气也不足了。

肺管着全身的气，也负责皮肤、汗毛和鼻子。肺的功能健全，人体就能适应一年二十四节气的变化，人体的关节也能自由活动。所以，天气一变，人就生病（皮肤觉得冷，鼻子不通气，流鼻涕），往往是肺的功能不足了。平常说的老风湿、老寒腿，都是肺功能不足，不能保护体表；或者这些位置受凉，损伤了肺的功能。肺的功能不足了，会时不时哭。所以，孩子在感冒时最容易哭，这就是肺功能受伤了。

平常该如何调护肺功能呢？

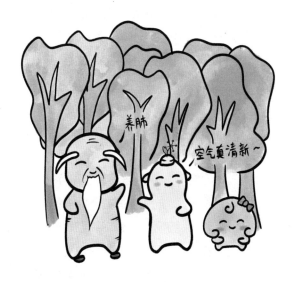

一是干沐浴，就是全身干搓，这是明代冷谦提出的"养生十六宜"中的一条。

为什么不是经常洗澡，而是干搓？因为洗澡湿气重，脾会受困，脾喜燥恶湿，是人的后天之本。如果脾受困了，全身的营养就跟不上了。根据五行相生理论，脾是肺的母脏，脾受困了，肺得不到足够的养护，它的功能也就下降了。中医有句话"脾为生痰之源，肺为贮痰之器"，就是因为它们之间的这层关系。

当然，有很多人患慢性鼻炎、慢性支气管炎等，都与这个因素有关，治疗时健脾胃也是必不可少的。

二是呼吸清新空气。肺主管一身之气，如果空气太污浊，那么身体里的气自然也不干净，人就很容易生病。不管是空气清新剂，还是其他所谓的人造清新空气，都远不如自然的空气。自然的空气中有正常的菌群，有益身体健康。所以，多到青山绿水的地方走走吧！

三是吃对肺有益的食物。大米是最典型的养肺主食，蔬菜里的大葱（尤其是葱白），肉类里面的马肉，水果里的桃子，都是代表。从五色入五脏的角度来看，白色的食物都可以入肺。从五味来讲，辛味入肺，吃到嘴里有微辣感觉的都能入肺。

最后，说一下七情中的"恐"和"惊"。恐和惊归为一类。

肾，在志为恐。"恐伤肾"，肾为先天之本，肾精决定了人出生后的体质、容貌等，也影响了人的生殖能力。肾主管骨和骨髓、脑髓。如果肾的功能受损伤了，大脑记忆力就下降了。所以，不能吓唬小孩子，有吓傻的，也听说过有吓死的！肾的功能下降了，会经常发出呻吟声。

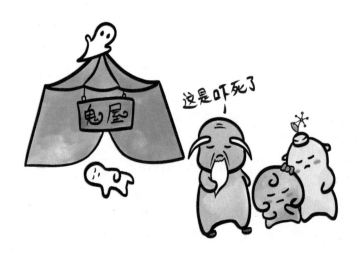

既然肾功能不能伤，除了不受惊吓之外，平常又该如何保护肾功能呢？

一是适度生育，不能过度消耗。流产或者生育过多都会消耗肾精，影响肾功能。通常说一孕傻三年，除了因为气血消耗太多外，还与肾精消耗有关。那有人说，不生育了！那也不行。不生育，有可能造成很多生殖系统的疾病。哺乳少就是女性常见的乳腺癌的病因之一。所以，凡事要适度。

二是适度保护骨骼。适度负重，不能太过，久立伤骨。听说过玩轮滑的小朋友膝关节受损伤的吧，就是与膝关节长期受力有关。当然，老年人保护膝关节，建议少走台阶，多走泥土路或木栈道，也都是为了给膝关节一个弹性缓冲。

三是不要过度美发。大家可能不知道美发的理论中有烫发要间隔半年一说，感兴趣的可以查一下。这不是单纯伤头发的事儿，事关子孙后代。因为肾气通到头发，从头发的好坏可以判断一个人肾功能的好坏。你伤头发了，那也就伤肾了。曾经认识的一位男美发师，准备要孩子时，只给人剪发，不做烫染了。

四是吃咸要适度。有经验的老人可能会说，不吃咸的没有劲儿。是的，从事重体力活动的时候，不吃点儿咸的肯定不行。农民的汗衫上会有一圈圈的汗碱，那都是身体里的盐分跟着汗液排出来后留下的痕迹。运动员出汗后，补充的水里面要加点盐，都是一样的道理。盐要吃，但是一定要适度。我们都知道高血压就与吃盐多有关。

五是多吃对肾有好处的食物。谷物以豆类为代表。为什么日本的纳豆那么被追捧，是因为它有补肾的功能，但它不咸。结合五味的角度，淡淡的咸味的豆瓣酱可能比纳豆有更好的保健作用，但往往因为不够咸而存放不住，这么一来，生产商只好把豆瓣酱做咸了。补肾的菜有豆苗，肉类以猪肉为主，水果的代表是板栗。

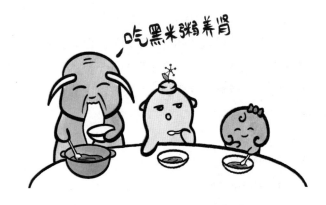

当然，从五色入五脏的角度来看，色偏黑的食物都可以入肾，所以黑米粥、黑芝麻糊、黑荞麦可以养肾。最经典的就是黑豆了。从五味来讲，咸味入肾，所以，我们吃的菜里要加点盐，不单是调味，也是为了将营养引一部分到肾里面。综合考虑，是不是可以开发一个轻口味的黑豆酱？当然也可以炒个黑豆芽吃。现在就去买黑豆生豆芽去吧！

六是不能过度消耗听力。日常生活中常见的，走哪儿都戴着耳机的那种，真的很伤肾。因为，肾开窍于耳。听力怎么样，也反映肾功能怎么样。为什么老年人耳背的多，因为肾虚了。我们平常说的噪声污染，其实也是因为伤肾了。

人有七情六欲，其实适当表达都没问题，万万不可太过。吃东西时也是如此，五色五味互相包容，什么都吃，不挑食才对。除了这些方法外，我们的身体还有很多养护相关脏器的穴位，比如太冲穴可以调肝，神门穴可以调心，太白穴可以调脾，太渊穴可以调肺，太溪穴可以调肾。大家可以找找这些穴位，时常给自己按摩调理。

三、二阳病与五行生克

归脾汤　二阳旨

归脾汤是用来治疗阳明病的关键处方，由炒黄芪9克、白术6克、人参6克、当归6克、炒酸枣仁6克、茯苓6克、龙眼肉6克、炙甘草3克、木香1.5克、远志1.5克组成。

《黄帝内经》曰："二阳之病发心脾……"二阳指阳明，五运六气理论中有阳明燥金。"二阳之病发心脾"是指燥金使心脾生病了。燥金怎么影响心脾了呢？这就得给大家介绍一下五行的关系了。

五行是用木、火、土、金、水五种基本物质的动态特点来说明所有物质间的关系。水曰润下（滋润，向下），火曰炎上（热，向上），木曰曲直（弯曲，也要向外伸展），金曰从革（收敛，肃杀），土爰稼穑（生长出各种东西）。它们之间有生、克、乘、侮的关系。

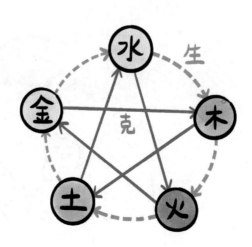

先看相生。木生火，火生土，土生金，金生水，水生木。怎么理解？钻木可以取火，原始森林中会自发山火；山火过后土层增厚；土中富含的微量的金属类物质，在若干年后，因为质量相同，逐渐就沉积到一起，形成能看到的金属；有丰富的金属矿藏才能使云层在天空聚集，降下充沛的雨水；自然界的活水中会生出青苔等草木来。这就是大自然孕育生命的奥秘。

再看相克。金克木，木克土，土克水，水克火，火克金。什么意思？盐碱地因为有太多的氯化钠（NaCl）、碳酸钠（Na_2CO_3）等钠类金属，所以种庄稼收成不好；山东烟台有座磁山因产磁铁矿而命名，山上植物稀少，部分区域甚至寸草不生，这都是金克木。要防止水土流失一定要植树造林；长得比较快的盆栽植物一两年就得换一次土，这都是木克土的体现。水到处流，用土可以挡住，或者吸收掉，让水停下来或者消失，这就是土克水。大火可以将金属熔化，所以用高温冶炼金属，用的就是火克金。这是大自然平衡的奥秘。

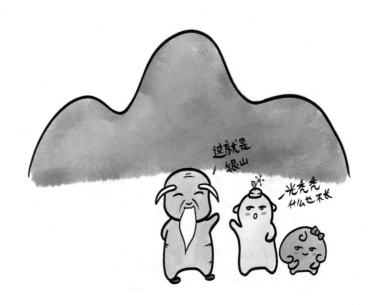

不平衡就生病了，就出现了乘、侮关系，即相克关系中出现了异常。相乘就是过于克了。比如云南的银山寸草不生就是银含量太高了，出现相乘的现象，草木一点儿都不长了。相侮就是反克，也就是有侮辱的意思。比如大火是可以克金的，但是金太大，火太小，金一下就把火给灭了。

这里的二阳之病发心脾，其中就有燥金侮心火的一种情况，也就是燥邪太过，而这人又是心火不足的，燥就伤心火了。另外，脾本是喜燥的，但是过燥了，脾消受不了，也就伤着了（纯是个人理解，欢迎批评指正）。这时候，心脾两虚，就用归脾汤。归脾汤有益气补血、健脾养心的作用。

因为心脾两虚多与情志不舒畅有关，在这里，《医学三字经》的作者——陈修园老先生与很多医家一样，把这个"二阳病发心脾"，理解为情志因素导致的心脾两虚。

四、肾虚的常规治疗

下损由　房帏（wéi）迩（ěr）

在下的损伤，主要是性生活过度。

性生活过度主要是伤人的阴精。先伤肾精，会出现头晕耳鸣、腰膝酸软无力的表现，有人可能还会有头发空的感觉。如果不节制，不调养，进一步就会伤肝的精气，出现眼干眼涩、头晕目眩、脾气暴躁、关节无力的表现。再不注意调养，有可能就伤脾了，出现瘦弱无力、不想吃东西的症状。由下往上走，伤到脾，就很难治了。

伤元阳　亏肾水

这种损伤分两种情况，一是肾阳气不足了，一是肾阴虚了。

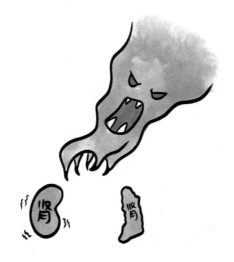

　　临床要在伤肾后及时通过身体不舒服的感觉判断是肾阳虚还是肾阴虚。元阳就是肾的阳气，是肾里面藏的维持肾功能的无形的成分。肾阳受损了主要表现为没有力气，总想睡觉，吃得少，大便不成形，腰不舒服，不能进行性生活。肾水又被称为元阴，也就是肾阴，就是肾里面藏的有形的成分。肾阴虚了，就是不够用了，会表现出从里向外冒热的感觉，咳嗽没有痰，吐血，便血，成年男子精液不自主地从尿道排出来，嗓子痛，长口疮，牙齿松动，有飘浮起来的感觉。根据损伤的不同类型，采用不同的方法调养。

肾水亏　六味拟

肾阴虚的情况用六味地黄丸。

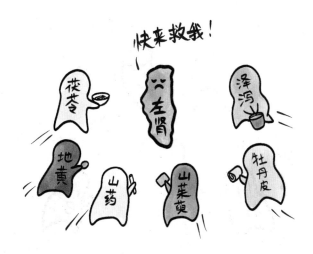

　　"六味地黄丸"是治疗上面说的肾阴虚的主要方子，临床经常用到，其他如"左归饮""左归丸"也很好。治疗以养肾阴为主。

　　日常什么食物能养肾阴呢？告诉大家，鸡蛋黄，而且必须是生的，用 40~50℃ 的温水冲着喝就可以了。它的作用在《本草再新》中是这样写的：补中益气，养肾益阴，润肺止咳，治虚痨吐血。

　　当然，也可以通过运动保养肾阴，传统武术，像太极拳、八卦拳、站桩都可以，关键是静心敛气。

　　其他还有不熬夜、不吃香辛料等，养成良好的生活习惯。

元阳伤　八味使

肾阳受损伤了，就用金匮肾气丸。

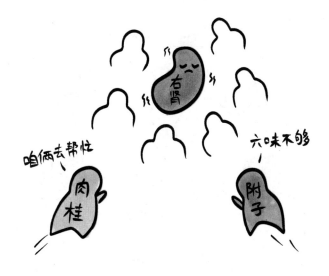

　　八味地黄丸就是在"六味地黄丸"的基础上又加了两味补阳气的药组成的，就是大家所熟悉的金匮肾气丸（熟地黄 24 克、山药 12 克、山茱萸 12 克、泽泻 9 克、茯苓 9 克、牡丹皮 9 克、桂枝 3 克、炮附子 3 克）。本来是用来治疗肾阳虚导致水肿的，因为它是通过补肾阳来利水消肿的，所以肾阳虚的人也可以用。现在手脚发凉的人，也大都吃这个药。其他如"右归饮""右归丸"也是治疗肾阳虚的药。

　　日常养阳气最简单的方法就是保暖、晒太阳（最好是后背晒太阳）。当然也可以用灸法，更高效无害。灸关元穴，可以很好地补元阳，也可以灸肾俞穴。

各医书　技止此

各家的医书也就能讲到这里了。

　　临床很多大家的医学经验也就这么多了，就像大家都知道苦寒的东西会败胃（让人没有胃口，不爱吃饭），还有辣的和热的会消耗阴液，这些说法并没有把所有的情况概括完整一样。前面讲的用"六味地黄丸"治肾阴虚、"归脾丸"治情志伤人的情况，也是常规的论述，更为精确的治疗不只这些。

五、虚痨的经典治疗

甘药调　回生理

用带甜味的药调理，以使生理功能完全恢复。

　　"甘药"就是性味甘甜，作用平和，能够补虚，对人体没有刺激及不良反应的药物。神医扁鹊曾经说过，用针和烈性药没有完全治好的，可用甘药调理。张仲景就依据这个方法治疗。

　　《黄帝内经》曰："精不足者，补之以味。"就是说精气不足的，要用五谷的气味逐渐补充。以五谷的甘味补充，并且不再消耗，精气逐渐充实，性命就保住了。所以，日常生活调理是非常重要的。

建中汤 金匮轨

《金匮要略》中用小建中汤治疗。小建中汤：桂枝 9
克、甘草 6 克、大枣 12 枚、芍药 18 克、生姜 9 克、
饴糖 30 克。

"小建中汤"中重用饴糖，吃起来甜甜的。甘味入脾，里面再加点生姜、大枣，可以快速恢复人体脾胃的功能。用桂枝、芍药调和肝、脾的功能，饮食增加了，肝也帮忙到处分派气血了，身体就好了。

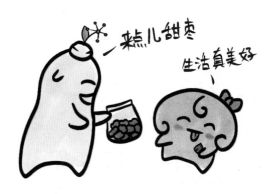

饴糖，就是高粱饴，用高粱做成的。对于那些虚痨消瘦乏力的人，可以每天吃三五块，慢慢补充体力。其他日常常见的还有生姜、大枣等食品，再煮上一壶甘草，配合灸中脘穴、足三里穴就更好了。

薯蓣 (yù) 丸 风气弭 (mǐ)

《金匮要略》中用薯蓣丸治疗虚痨后感受外邪。

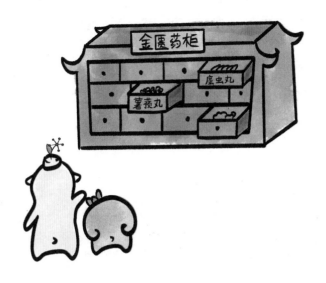

"弭"是平息、消灭的意思。风为百病之长，这里的风，泛指外在病邪。

虚劳的时候，脏腑虚弱，气血、阴阳不足，病邪容易乘虚而入，这时单纯祛邪或单纯补虚都不行，要扶正、祛邪一起。扶正的关键在脾胃，因为脾胃为后天之本，能生化气血；祛邪的关键在于调阳经。

日常可以吃点儿淮山药健脾胃。另外，也可以采用干搓全身皮肤、灸大椎等方法，防止外邪入侵。

䗪 (zhē) 虫丸　干血已

《金匮要略》中用大黄䗪虫丸治疗虚痨体内有瘀血。

虚痨体内有瘀血时间长了，瘀血变干，堵塞经络，导致皮肤得不到正常的营养，会出现皮肤干燥粗糙，甚至有糙裂的情况。

《金匮要略》中的大黄䗪虫丸可以把体内的瘀血强力清除掉，同时滋阴养血，治疗这种顽固性的疾病。这就是中医的奇妙之处，攻补兼施，也是自然之道，取予得当。

二神方　能起死

这两个神奇的处方，可以起死回生。

大家不要忘了薯蓣丸和大黄䗪虫丸这两个方子！

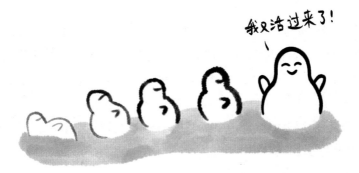

我又活过来了！

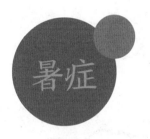

暑症

暑症就是中暑。主要是在夏天（少数在高温环境下工作的人是不分季节的）出现全身无力、喘气困难、发热、大汗或无汗、口渴、胸闷、恶心等表现。

一、中暑简易分类

伤暑症　动静商

中暑要分析是夏天活动量大引起的，还是不活动时出现的。

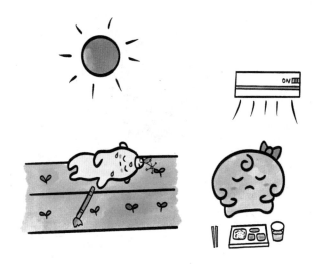

伤暑往往是在暑气盛行的夏天，这是"夏长（zhǎng）"的时候。暑邪的特点是热，且多夹湿邪。

人们应该怎么做呢？

《黄帝内经》曰："夏三月，此谓蕃秀，天地气交，万物华实，夜卧早起，无厌于日，使志无怒，使华英成秀，使气得泄，若所爱在外，此夏气之应，养长之道也。"写得多美呀！通俗点儿解释就是，夏夜短，天黑得晚，人就应该跟着太阳的节奏，天完全黑了再睡觉，早上早点儿起来，不能怕晒太阳，高高兴兴地在外面疯玩儿，让汗淌出来。

这样才是顺应自然，让身体好好地长起来。有人说，我已经成年了，不可能再长了。不好意思，您误会了。所有的生物都有一个"春生、夏长（zhǎng）、秋收、冬藏"的节律。最典型的，指甲和头发要定期剪吧，这就是长了。什么时候长得最快？夏天！身体里的一些组织器官长年使用，修复最快的季节也是夏天！所以，夏天顺应自然的生活很重要。

当然，夏季"暑"还会伤人！这个伤可能是因为活动量大了，也可能是因为凉快地儿待时间长了。

二、阳暑的调治

动而得　热为殃

在高温环境下活动量大导致的中暑，主要是因为热伤气津。

这可能是大家最容易理解的一种中暑类型，中医称为"阳暑"。夏天，天气炎热，稍一活动，暑气就会促使汗水不停地往外冒，汗一出，就把身体里的热量和代谢物都排出去了，同时，身体也就缺水了，人就想喝水。如果补水不及时，身体里的热也就不能继续往外排，又热又干，就中暑了。这是"干热"阳暑。

还有一种情况，夏天，在潮湿的环境里，或者身体本来就湿气重，活动后，汗往外出，但就是不干，全身湿乎乎的，身体里的热散不出去，就会感觉发热、烦闷、恶心。这是"湿热"阳暑。

这两种阳暑的关键症状是发热、烦躁，热不能散出去。

六一散　白虎汤

阳暑可以用六一散和白虎汤治疗。

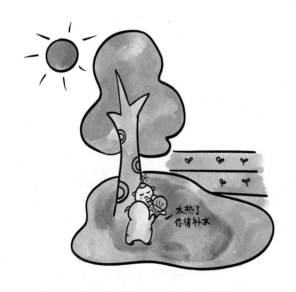

六一散就两味药，一味是滑石，一味是生甘草（滑石与甘草的比例为 6：1），能够把身体里的暑热从小便排出去，还可以健脾胃，让人体能快速反应，把热毒排出去，用于治疗"湿热阳暑"。

白虎汤由石膏 50 克、知母 18 克、甘草 6 克、粳米 9 克组成，能清暑热，还能护住脾胃，养养津液，用于治疗"干热阳暑"。

明白阳暑的发生原因，就可以用食疗的办法预防中暑，比如绿豆汤、薏米汤。另外，西瓜切完留下绿色的瓜皮，也是一味解暑良药，它有一个很好听的名字——"西瓜翠衣"。网上有许多教程讲怎么吃，好多的制作花样，不仅能解暑除烦、节约食材，还能提升厨艺，一举多得。当然，还有红豆薏米水、冬瓜汤、绿茶、柠檬水等，大家都可以尝试。

总的来说，治疗阳暑最关键的就是泄热、补水。

建议在高温环境下作业的劳动者，除了合理的劳动保护、适当调整工作时间外，还应该注意及时补水、降温。随身带上一大桶绿茶水、绿豆汤，有条件的话再来个西瓜，中暑估计就得靠边儿了。

三、阴暑的调治

静而得　起贪凉

在安安静静的环境里中暑了，原因是怕热贪凉。

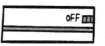

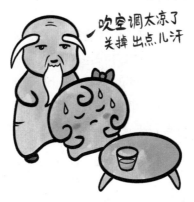

这种中暑叫"阴暑"，大多是长时间待在空调屋里吹冷气、怕热贪凉导致的。

夏天天气热，很多人就待在屋里，空调、西瓜、冰棍儿、冰水、凉茶，再冲个冷水澡，从内到外，透心凉，再一躺，多么逍遥自在。还有人愿意找个空调足的商场一呆，蹭凉度。这种情况下，也能让人"中暑"。

如此凉快为什么还会"中暑"？

空调吹出的寒气，让毛孔收缩，身体里面的汗就排不出来了，似乎让人感觉身体表面温度也就降下来了。其实身体里正快速生成代谢出来的热性垃圾，却因为毛孔闭塞没法排出体外。再加上冷食冷饮，一进入胃中，胃也冷得打哆嗦，不能正常消化吸收营养物质，人也就没力气正常"长"了，身体里可能就五味杂陈不舒服了，这就是"阴暑"。

夏天高发的日光性皮炎、荨麻疹，大多是因为夏天长时间受凉引起的。身体里的垃圾想跟着汗往外排，但是毛孔闭着，排不出去，停留在皮下附近，时不时就想往外走，但产生的总比排出去的多，总是排不净，形成壅塞，就痒了。

恶寒象　热逾常

阴暑表现为怕冷、高热。

阴暑，身体里有热，体表又有寒，毛孔打不开，汗水流不出。人往往觉得冷，无汗或汗少，身体高热。

心烦辨　切莫忘

阴暑有心烦的特点，辨证时千万不要忘了。

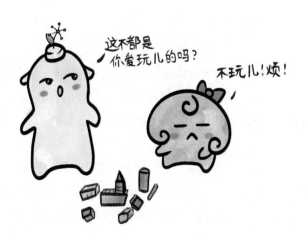

阴暑表现的怕冷、发热跟伤寒很像，关键的区别就在于阴暑有"心烦"的特点。

阴暑心烦的原因主要是体内有暑热。心主神明，主血脉。热会扰动神明，所以会心烦。简单点儿说，就是夏天血液运行加速，代谢增快，体内产生的垃圾也增多，这些垃圾属于热性垃圾，会让人心里不舒服，心烦。另外，夏天身体里面的血管都是扩张增粗的，热又让血液快速流动，摸脉很明显，但有点儿虚。

香薷(rú)饮　有专长

香薷饮可以治疗夏天受凉引起的阴暑。

香薷饮由香薷 12 克、厚朴 4.5 克、白扁豆 6 克、甘草 3 克组成。香薷、厚朴味辛，性温，加上白扁豆，能发汗利水，有人称它为暑症的专药，主要用于中暑不出汗的人。此外，还有大名鼎鼎的藿香正气水，这也是治疗阴暑很好的选择。

当然了，可不可以不用药？

可以的！别贪凉，开心地出去玩儿，让汗流淌吧，备个大水壶，装点儿解暑的温水，夏天就这么愉快地过去了。《黄帝内经》上说了"暑当与汗皆出，勿止"。出汗与消暑是绝配啊！

提到出汗，有人可能又担心了。"我心脏有问题不能出汗。"你想多了，夏天如果不出汗，心脏的问题会更严重！心在液为汗，这汗必须适当出。汗出多了心脏会觉得不舒服，但夏天适当出汗，心

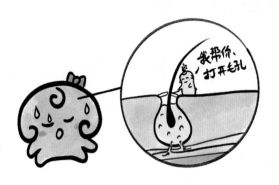

脏才会舒服。

"夏三月……夜卧早起，无厌于日，使志无怒，使华英成秀，使气得泄，若所爱在外……逆之则伤心"。不出汗会伤心的！因为身体内的代谢垃圾从皮肤排出后，心脏受到的毒害也会减轻些，心液适当外泄，心脏也能得到适当的锻炼，才有利于康复。当然，一定要适度，如何掌握度？心脏一有不适，立即停止。最好是开心的娱乐活动，那样对身心都有好处。"若所爱在外""使志无怒"呀，一定要开心哟。

有人说，"伏天多泡温泉，对身体有好处。"那也是因为可以出汗，促进身体代谢。"喝茶也可以出汗"，这些都是不错的方法。

最好的当然还是户外运动出汗。因为户外气流通畅，汗液消散也快。另外，运动出汗，是主动解毒，自身从内向外迫使体内代谢加速，更易排出体内代谢垃圾。所以，高兴点儿，主动些，排汗去，让那些夏天高发的日光性皮炎、荨麻疹走得远远的。

四、其他常用方与对症调护

大顺散　从症方

大顺散，用于治疗夏天喝凉水后引起的不舒服的症状。

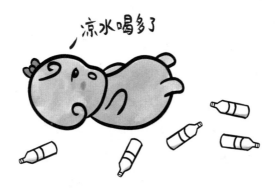

凉水喝多了

上面说治疗暑症有那么多方子，还有一些情况不能应对呢。

比如说，夏天因为口渴大量喝水（尤其是凉水），或者家长怕孩子水没喝够，强迫孩子喝水，这时候有可能会出现肚子胀，不舒服，不愿吃饭，甚至大便有不消化的食物。

再比如说，夏天吹空调受凉，毛孔关闭，汗排不出去，身体里的代谢垃圾就不能从体表排出去，喝的也凉，胃肠道的血管收缩，中间的垃圾是热的，人就像个夹心三明治，这时会出现全身没力气、不爱吃东西、腹痛、腹泻、发热、口渴想喝水。这个口渴是因为喝进去的水凉，一下子把肚子里面负责吸收的血管给冷得收缩起来了，不能吸收利用这些水，又腹泻，多排出去一些水分，水分只出不进，人就更渴了。我们有时候会有种感觉，喝凉水不解渴，就是这个原因。

有人可能会问，这跟阴暑不一样吗？不太一样，都是贪凉引起的，但这个更多的是腹痛、不愿吃饭、腹泻等胃肠道的症状。

遇到这种情况怎么办？大顺散，就是专门针对这种情况来用的。它主要由甘草、干姜、杏仁、肉桂组成，又是依次炒制出来的，有特别好的温中健脾作用。不过它只是针对夏天贪凉的症状，没有解暑的作用。所以说它是从症方。任何时候，只要是大量喝水后，出现上述症状，都可以用这个方子。

从另一角度也提醒我们，夏天喝水不能喝得太多、太快，更不能喝太多凉水，喝多了也会生病的。

当然，症状不是特别严重，或者暂时没有大顺散的时候，也可以吃点儿烤馒头片、炒米之类的烤制食物，也有一定的作用。

生脉散　久服康

在夏天经常服用生脉散有利于健康。

生脉散里有人参、麦冬、五味子，具有益气生津、敛阴止汗的作用。这对于夏天暑湿较重、人容易出汗过多、全身没有力气、口干口渴是非常适合的。

没有生脉散，可以考虑用其他方法。

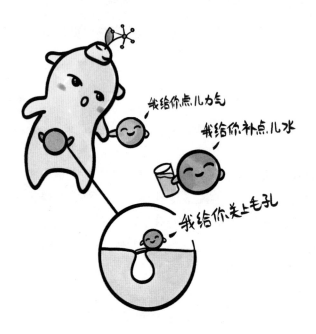

其实，大自然已经给我们提供了很多。夏天水果特别多，很多都可以消暑，比如西瓜、梨、火龙果、枇杷、香蕉、杨梅等，都能养阴生津。

夏天也可以煮点儿酸梅汤，里面有乌梅、山楂、陈皮、甘草、冰糖等，完全可以替代生脉散的功效。自己做点儿，安全又健康。

东垣法　防气伤

李东垣健脾胃的方法，可以防止损伤胃气。

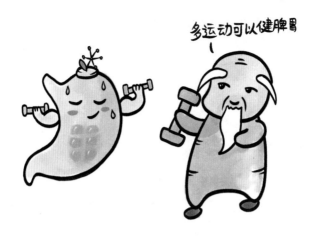

多运动可以健脾胃

　　"医学源流"部分给大家介绍过，李东垣是金元四大家之一，强调调理脾胃。

　　因为暑邪让人出汗太多，气随汗一起排出，人体的元气也就伤了。李老先生有个方子叫"清暑益气汤"，健脾胃，祛湿气，在清暑的同时，还让气充足了。这个方子很值得学习。对于夏天发热头痛，出汗较多，口渴厌食，胸闷身重，大便发黏，尿黄、尿少的情况，这个方子是最好用的。

　　这也提醒我们平时就要注重养脾胃。粥、浆一类的食物是很养胃的，对于消化不良的人很适合。但是也有很多体质瘦弱的人不愿意喝粥，一喝粥就肚子胀。这是怎么回事儿？脾、胃互为表里，脾喜燥恶湿，也就是说，含水分多了，脾就不舒服了，脾就不运化了，不能把食物变成人体需要的营养物质，也不能和胃一起把这些东西运送到全身了。怎么办呢？记住一句话"焦香醒脾"。什么意思？烤焦了的食物是不是有一种特殊的香味？那香味是不是让人很有食欲？对许多人来说是难以抵挡的诱惑。对了，就吃点儿它。吃完以后，胃里面会很舒服，再来喝碗粥吧。

切记，适度！胃里舒服即可。两者平衡了，脾胃之气就足了。

五、感慨"经典"医道

杂说起　道弗（fú）彰（zhāng）

诸家的学说兴起，圣人的医道反而不能推行了。

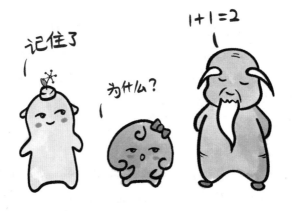

这些临床的治疗方法对于我们来说，有很好的借鉴意义，有利于大家快速理解和应用，但是作者陈修园老先生认为这些方法，会使大家不再深究经典理论。就像现在治疗疾病的时候，有中药，有西药，治疗方法多种多样。大家往往是哪个简单，就选择哪个，使医道不再被仔细研究了。

说来特别有感触，2019 年 7 月 20 日晚，我儿子骨折时，我的第一反应是送去儿童医院，拍片、打石膏。因为我学过《外科学》，脑子中想的也是如果骨折了，不能动，如果动了就可能错位，长不好。检查后发现，孩子是肱骨外上髁骨折，没有错位，只需要打石膏就行。医生嘱咐石膏固定至少1个月，再拍X线片检查，如果长好了，才可以拆石膏。

一夜无眠！孩子疼得五分钟一醒，十分钟一哭。本想疼一晚就差不多了，结果第二晚照旧！又是一夜无眠！一早起来，孩子还是喊疼，哭着让妈妈把石膏拆了，真心疼呀！想想医嘱，不敢擅自拆石膏。怎么办？查阅资料，发现疼痛要持续1周！这时候脑子才转过来，中医也可以治疗骨折呀！不打石膏的。

一咬牙，不管了，拆了石膏，另想他法。

一边打电话找朋友联系喝中药治骨折，一边找了一个外治方：螃蟹捣烂，加胡椒粉，拌匀，外敷骨折处。在敷上2小时后，孩子说里面有抽紧的那种疼，持续几分钟就过去了。当晚，开始喝朋友介绍的中药，一宿只痛醒了一次。订了5天的中药，1天2次，喝了9次，最后一次因为没时间去送，就没喝，改为把孩子带到门诊做艾灸。孩子告诉我说，灸后一点儿不疼了！再后来的1周，我到门诊就带他到门诊灸，骨折不到2周，他已经能用那只骨折的胳膊玩狙击步枪了。第3周，灸了一两次，没事儿了，当娘的心终于落地了。从医这么多年，再次见证了中医的神奇。

回头想想整个过程。石膏固定虽然可以防止运动加重骨折处的损伤，但同时也会因为血液运行不畅，使骨折愈合变慢。要促进损伤的修复，就得血运畅通，孩子的骨折又没有错位，他自己还会因为疼痛小心保护。所以，拆了石膏是对的。用中药止痛的基础上，让孩子多活动，可以促进局部血液运行加速；用艾灸除了使局部血管扩张、加速血液运行外，还有明显的消肿作用。好事坏事有时候很难说，正是因为这次经历，让自己对针灸治疗骨折有了信心。

若精蕴　祖仲师

如果说最精当的分析与治疗方法，还是要遵循张仲景的思想。张仲景的《伤寒论》和《金匮要略》中，对伤暑都有精当的治疗方法。还是要看经典！

太阳病　旨在兹

太阳病就是要说明伤暑的关键是外感。

"太阳中暍（yē）"的"中暍"就是中暑的意思。张仲景用"太阳"两个字提醒大家，不管寒、暑，都是外邪，治疗要注意向外驱邪。外邪刚入侵到体表，如果阳气充盛，那么寒邪入侵也表现为热证，以发热、烦躁为主要表现；如果阳气不足，那么暑邪入侵也表现为寒证，以怕冷、疼痛为主要表现。

人体的阳气不足，外邪直接入侵到身体里面（内脏、血液、三阴经等），不管是寒还是暑，都表现为阴证：怕冷，身体不舒服，但相对比较安静，不爱动。所以，在夏天，那么热，并没有受寒，还是有好多人表现出怕冷、身体不舒服、也不爱动的阴证。

总之，邪气入侵人体，会随人体自身的六气（太阳寒水、厥阴风木、少阴君火、少阳相火、太阴湿土、阳明燥金）特点、阴阳、虚实的不同而变化，并不是说伤寒就表现为阴证，中暑就表现为阳证。

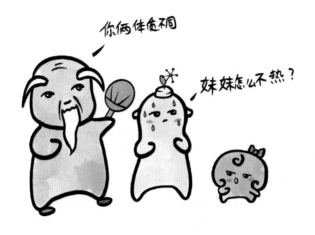

经脉辨　标本歧 (qí)

> 治疗前要辨别清楚是伤了经，还是伤了脉；是影响了标，还是影响了本。

经脉是身体里运行气血，管理阴阳；滋养筋骨，使身体顺利活动的一个系统。它不只是个通路，具有强大的功能。

人体的"脉"就好比是大自然中的江河。"经"就好比是让江河流动起来的地势和水势。江河滋养着周围的土地，形成生物活动圈，人也选择在江河附近居住，这些可以看成是江河的外在表现，也就是"标"。江河里面的水是凉的，这是它的内在本质，也就是"本"。

中医说的太阳寒水，"太阳"是外在表现，是热的，是"标"，就像江河周围各种生动的景象；"寒水"是内在本质，是寒的，是"本"，就像江河里面流动的水。

太阳寒水最直接影响的就是运行太阳之气的经脉，那就是太阳经脉。

太阳中暍（yē），提示暑气从外入侵，扰动了外在的太阳之气，临床表现以发热为主；如果扰动了在里面的寒水，就以怕冷为主要表现了；影响太阳经了，表现出身体发沉还疼痛；影响太阳脉了，就表现出脉象紧、细、慢等不正常了。

所以，通过外在的表现，分清暑邪伤了哪个部位，患者的体质是什么样的，再考虑怎么治疗。

临症辨　法外思

临床根据症状表现的不同，结合伤寒治疗的法则，对治疗方法进行调整。

方两出　大神奇

张仲景的处方大致分两类，非常神奇。

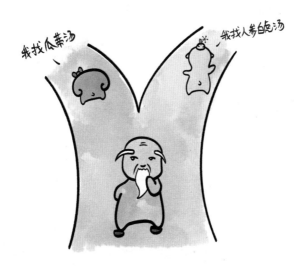

暑邪进入人体后，随人体的阴阳、虚实变化，表现出不同的症状，治疗就要应用不同的方法，大致分成阳暑、阴暑两种。

如果平常就火气大，脾气比较急，不怕冷而怕热，那么中暑后，暑热表现明显，人就出汗多，非常口渴，因为暑热伤津太重了，可以用人参白虎汤（人参 4.5 克、石膏 24 克、知母 9 克、甘草 3 克、粳米 12 克）治疗，就是白虎汤加人参，清泄暑热，益气生津。

如果本身阳气不足，夏天又接触冷水了，导致水湿困于肌肤，全身没力气，吃得不多，喝得也不多，身形还白胖的，那暑就容易和湿夹杂在一起，表现为发热、身体发沉、疼痛，脉象微弱，可以用"瓜蒂汤"治疗。

瓜蒂就是甜瓜蒂，又叫甜瓜把、香瓜蒂，性质苦寒，有催吐的作用。《神农本草经》记载瓜蒂："主大水，身面四肢浮肿，下水，咳逆上气"，可以看出它还有逐水除热的作用，少量服只祛湿除热，不会导致吐。

另外，给大家介绍一下，临床如果把瓜蒂研成粉末，同时加点儿香豉，叫"瓜蒂散"，就有催吐的作用了。这里用的是瓜蒂汤，就用瓜蒂20个，水煎服，且不用香豉，只是清热利湿，没有催吐的作用。由此可见，中药配伍和服法不同，作用差别很大。

是不是感觉医圣张仲景的治疗方案更胜一筹？

好吧，中暑！夏天最大的问题解决了。

咳嗽

咳嗽是指肺气上冲，以发出咳声或咳吐痰液为主要表现的一种病证。有声无痰的是"咳"，无声有痰的叫"嗽"。

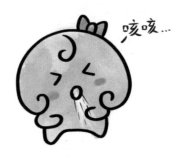

一、咳嗽的成因

> # 气上呛　咳嗽生
>
> 气向上冲，出现咳嗽的症状。

　　咳嗽是一个常见的问题。大家可能都有这样一个直观的认识，咳嗽就是气管炎、支气管炎或者肺炎等导致的。恭喜您！认识了这个病的病位，也就是说咳嗽发生的位置在肺和气管、支气管等部位，中医称咳嗽为"肺系"（与肺相联系的）疾病。气上呛是咳嗽发生的机制，治疗的关键是祛除病因。

二、肺、胃与咳嗽的关系

> # 肺最重　胃非轻
>
> 肺是最重要的部位，胃也很关键。

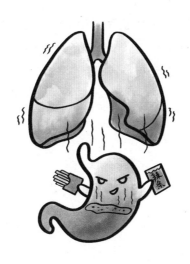

大家都知道咳嗽是肺的问题，不知道的是，人的五脏六腑都有可能导致咳嗽。

知道五脏六腑是什么吗？

给大家介绍一下。五脏有心、肝、脾、肺、肾，六腑有大肠、小肠、胃、胆、膀胱、三焦。

五脏多是实心的，里面要一直充满东西，还能够分泌一些身体所需要的物质。六腑都是中空的，有东西就要赶紧排出去，如果不排出去，就病了，就不舒服了。五脏六腑之间互相配合，形成一个协调平衡的体系，人才能正常生活。因为肺主管人全身气的运行，任何一个脏腑出现问题了，都会影响肺气的正常运行，导致咳嗽。其中胃的问题最常见。

正常情况下，脾要将从胃里吸收的精微物质向上运送到肺，再由肺运送到全身。如果脾胃功能下降，不能把吃进来的东西消化成人需要的精微物质，这些东西停在胃里面，如果遇到热就形成质地发黏的痰，如果遇到寒就形成质地清稀的水饮。这时候，向上运送到肺里面的就有这些痰饮了，肺就要负责把这些痰饮通过咳嗽的方式排出去。这是一种自我保护。因此，导致咳嗽的脏腑中，胃也是个关键环节。

肺如钟　撞则鸣

肺就像金钟似的，受到撞击就会响。

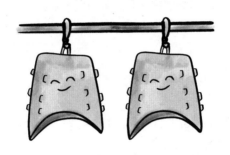

正常的肺主管呼吸，对外接受自然界的清新空气，外界的空气如果不清新，带有灰尘、细菌或病毒等有害物质，那肺就会进行保护行动，通过产生黏液把这些灰尘、细菌或病毒等有害物质进行黏着包裹，形成痰，再通过咳嗽把这些痰排出去。这就像从外撞击金钟，导致响动。

另外，肺还接受其他脏腑输送来的维持正常功能的正气。如果这些脏腑送来的是不正常的气，这时候，肺也需要将它们通过咳嗽排出去。这就像从内撞击金钟，导致响动。

三、外来原因

风寒入 外撞鸣

风寒入侵，从外入侵导致咳嗽。

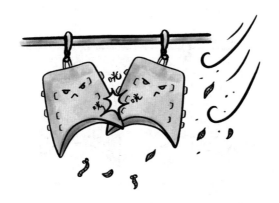

风邪乘虚进入身体里，经口鼻、毛窍直接进入肺，伤着肺。

　　寒气也会趁着风摇开毛孔时，进入肺，让肺收缩。肺在身体里像个风箱一样，要不停地扩张、收缩，保证身体进行气体交换，维持身体的正常功能。如果肺受寒了，就会加强收缩，气就向上呛了。这是外界导致咳嗽最主要的原因。所以，爱咳嗽的人最怕风、怕冷。其他如热、湿、燥导致的咳嗽，大都在风邪的基础上诱发。

四、内在原因

痨(láo)损积　内撞鸣

过度劳累，消耗内脏的精气，从里面扰动肺这个金钟，
导致咳嗽。

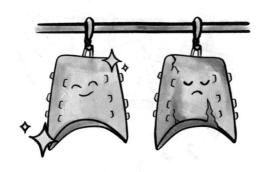

　　劳损后，内脏的功能下降，正常该排出去的垃圾排不出去，
该产生的营养物质产生不了。这时候，应该运送到肺的营养物质缺
乏，肺得不到营养，还运送来不少垃圾，肺就得往外排，这就是内
伤咳嗽。如果劳累过度，咳嗽长期没有治好，到最后都说不出话来了，
这叫"金破不鸣"。金钟破了，就敲不响了。没有维修，还不停地敲，
把钟敲漏了！

五、外感咳嗽的调护

谁治外　六安行

什么方子能治疗外感咳嗽呢？用六安煎。

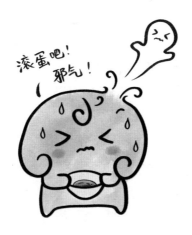

六安煎是一个很平和的方子，治疗外来邪气导致的咳嗽，里面有陈皮 4.5 克、半夏 6 克、茯苓 6 克、甘草 3 克、杏仁 6 克、炒白芥子 3 克、生姜 7 片。这里面有二陈汤的底子，加杏仁，加大了祛痰止咳、平喘的力量；加性质辛温的白芥子，能搜出体内所有痰结，对寒饮有特殊的疗效，所以，这个方子主要是治疗风寒以及寒痰咳嗽的。

但是外感咳嗽，还有风热和风燥两种常见的情况。热邪、燥邪也会趁风摇开毛孔时进入肺里面，它们会伤津液，津液少了，肺就缺乏润滑了，就干了，出现干咳，若是有痰也很难咳出来。风热和风燥的区别：风热咳嗽的特点是身热、痰黄黏；风燥咳嗽的特点是痰少质黏，色或黄或白，或带有血丝。

还有一种情况，冬天先受热，再受寒。比如东北人春节到海南旅游，从寒冷直接进入温热，受了热了，紧接着又回东北，又冻着了。这时候，咳嗽，嗓子疼，身体发沉，身上冒汗，脉也是浮的，这还是风热。所以，不能说冬天或天气冷时咳嗽就用六安煎或其他热性的发汗药（比如姜汤，这时候是不能用的）。

上面这两种情况，都得用辛润的药物治疗，比如薄荷水、绿茶。

此外，秋天感受湿气太重了，冬天会咳嗽发作。比如，立秋之后到海里游泳，或到水里玩儿的时间长点儿，到了冬天，莫名其妙出现咳嗽，持续时间很长，怎么治也不好。这是因为湿气进入人体太多，伤脾胃，湿气停留在胃里面，脾运送到肺的就有这些湿气了，秋天燥气盛，让湿气不动，所以咳嗽不明显，甚至不咳嗽。但到了冬天，寒气盛行，湿就成水饮了，这时候，就出现明显的咳嗽。

这时候要用麦门冬汤、五味子汤等治疗，也可以灸大椎穴、肺俞穴和中脘穴治疗。

六、内伤咳嗽的治疗

谁治内　虚痨程

什么方法治疗内伤咳嗽呢？按照虚痨进行治疗就行了。

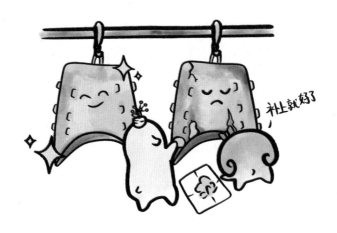

七、复杂情况的处理

挟水气　小龙平

咳嗽如果水气太盛的，用小青龙汤治疗。

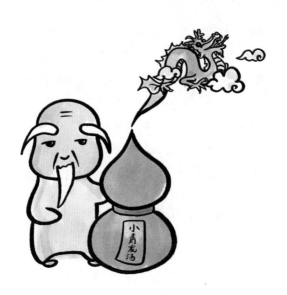

前面说六安煎可以治疗风寒咳嗽，是一个比较平稳的方子。还有一个方子，清代名医柯韵伯特别喜欢用来治疗寒性咳嗽——小青龙汤：麻黄9克、白芍9克、干姜3克、半夏9克、桂枝6克、炙甘草6克、细辛3克、五味子3克。在《伤寒论》中，小青龙汤用于治疗外面受风寒，里面有水饮的情况。柯老先生不管什么季节，也不管病位深浅，只要是寒性咳嗽，都用这个方子，都可以起效。但是，现代名医刘渡舟老先生认为这个方子不能过度服用，会伤阴动血。

大家可以借鉴刘老先生的经验。一是看患者的脸颊、眼睛周围、额头、鼻梁等部位有没有成片的黑色；二是脉象以弦、紧、沉实为主，不能是迟微或濡弱；三是舌苔水滑；四是咳嗽痰多，痰吐出来感觉凉；五是咳嗽有喘息；六是有水邪变动不定的特点——水邪上犯就噎，阻在中焦就呕吐，留滞在下焦就出现小便不利。如果外寒没解，太阳气郁，就会有发热、头痛等症状。这些情况下，如果分析没有与寒饮相违背的机制，只要有一个情况存在，就可以用小青龙汤治疗。

如果不用药，可以外面干沐浴（就是干搓），搓热以祛寒，喝浓的姜葱汤，以温中利水。也可以用艾灸的方法，灸水分穴祛水湿，灸大椎穴、肺俞穴温阳散寒止咳。这些方法更平和、更安全。

兼郁火　小柴清

咳嗽有郁火的，用小柴胡汤。

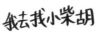

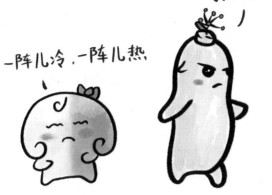

如果咳嗽，伴随身体一阵儿冷、一阵儿热的情况，是少阳病。这时候，可以用小柴胡汤为底方加减治疗。

姜细味　一齐烹（pēng）

干姜、细辛、五味子，三味药一起用于治疗咳嗽。

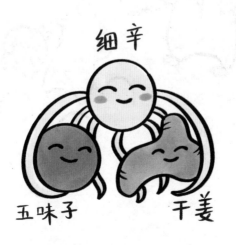

《金匮要略》中治痰饮咳嗽,都是用小青龙汤加减变化,只有干姜、细辛、五味子一直没变。因为干姜补脾,健脾助肺,以化寒痰水饮,既能补益,又有祛邪的作用;五味子补肺,敛肺止咳;细辛味辛发散,入肺,在五味子敛肺的同时,又能助肺气宣发。这一敛一散,升降气机就调和了,所以,治疗咳嗽,这三味药不能随意去掉。

长沙法　细而精

张仲景的治疗方法,很精细。

大家在治疗咳嗽这一类疾病时,也应该好好学习一下《金匮要略》,可以从经典中悟出中医的精髓来,治疗疾病也就得心应手了。

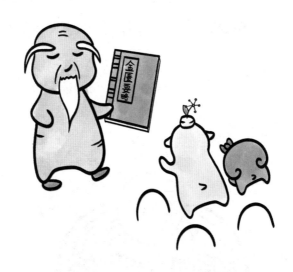

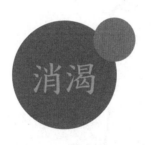

消渴

"消渴"是以多饮、多食、多尿、全身无力、体重下降为主要临床表现的一种疾病。现代说的"糖尿病"和消渴有相似之处，可以借鉴消渴的治疗进行自我调护。另外，甲状腺功能亢进症也可以参考本病进行调理。

一、津液不足导致消渴

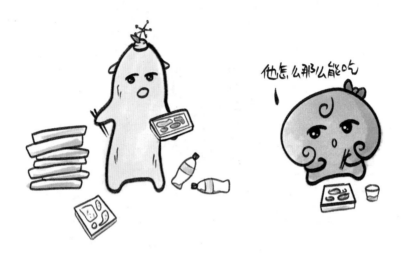

消渴症　津液干

消渴这个病主要是因为津液不足。

他怎么那么能吃

　　津液是什么？大家可以把它理解成人体内大多数正常的水分，是饮食吃进胃里经过消化吸收后转变而来的，可以营养滋润全身，具有一定流动性的液态成分。比如体表排出来的汗就属于津，嘴、眼睛、鼻子等产生的具有润滑作用的分泌物，也属于津。手指头碰破一点儿皮，没出血，但出水了，这水也属于津。身体的各个关节可以自由活动，靠的也是津液的润滑作用。人可以顺畅地呼吸、心脏可以有节律地跳动、肠道可以自由地蠕动、大脑可以灵活地思考，这些都与津液的滋润有关。可见津液有多重要了吧！

　　什么器官主管津液呢？大肠、小肠。大肠主津，小肠主液。人体每天分泌到消化道的各种消化液可达 6~7 升，每天喝进 1 升以上的水，这 7~8 升的液体只有 150 毫升左右从大便排出去，其他都要通过大肠、小肠重新吸收后，少部分通过尿液排出体外（正常尿量一天 1 500~2 000 毫升），大部分被运送到全身各个部位。

"津"的本义是撑船过河，大肠主津的功能表现在能吸收食物残渣中的水液和部分营养物质，疏导水液由内向外渗出。

"液"在《说文解字》中解释为"像是用毛刷清洗器皿的内壁"。而本人理解，更像用毛刷涂抹，这涂抹既有清洗的作用，也有滋润的作用。也就是说，"液"就是分布在腔隙里，对相应腔隙内壁有滋润作用，并通过持续的代谢运行，把腔隙内的代谢垃圾冲洗出来，再注入新的有营养的"液"。

"液"与"津"是同一个来源。不同的是，一个向外疏导，一个向内涂布，从而把身体内的水分循环开。多奇妙的一个组合呀！

津液少了，人就会体重减轻，变得干瘦，还会感觉口渴，要多喝水来进行自我弥补，这时候就出现消渴了。

二、七味饮治消渴

七味饮　一服安

七味饮一剂药喝下去，就能好很多。

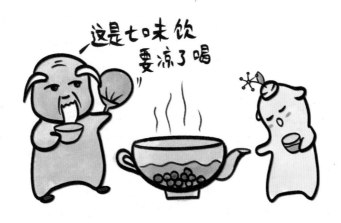

　　作者陈修园老先生解释七味饮是六味地黄丸加肉桂、五味子（个人感觉应该叫八味饮），借鉴的是明代赵献可的治疗思路。他认为，消渴，只要是患者干渴严重，就用六味地黄丸的药料一斤，加肉桂一两、五味子一两，用水煎成六七碗，凉了以后，尽情地喝，睡一觉起来就不渴了。

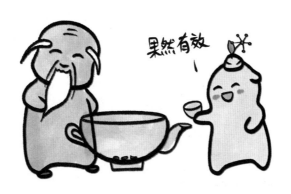

　　大家可能知道，六味地黄丸常被用作补肾。这里用六味地黄丸加五味子和肉桂就是补肾呗？不是的。六味地黄丸的组成里有温养五脏阴津的药物，还有清理身体里代谢垃圾的药物，用五味子收敛住，用肉桂帮助五脏合理使用这些阴津，这样身体就不干了。

提醒大家注意的是，七味饮对于口渴明显、烦躁怕热的人最有效。其他症状还有其他解决方法。

三、《金匮要略》消渴分型

《金匮》法　别三般

《金匮要略》中治疗消渴病的方法分为三种。

吃得多，并且口渴的患者，重在从二阳进行论治。陈修园先生认为，这时候要从手太阳小肠经和足太阳膀胱经治疗。从《金匮要略》的本义理解；二阳为阳明，是指阳明燥金致病（相关内容可以参看"伤寒"部分）。

喝多少、尿多少的患者从少阴论治。这里陈老先生直接解释为肾气虚不能收摄，导致水直接排出去了。肾气虚不能向上蒸发水分，那么水气也不能滋润上焦。张仲景在"自利而渴属少阴"后，自注"虚故引水自救"，笔者认为，理解为少阴津液、阴气不足，所以口渴饮水以自救，更贴切些。

吃饭少而且感觉有气从胃或者肚子往上顶的患者，偏重厥阴。陈老先生解释为肝火过旺，伤津液了，也是在《金匮要略》原义的基础上进行了发挥。

下面的相关内容，陈老先生也是用个人的理解进行了发挥，大多引用他欣赏的名医喻嘉言的理论。没有医学基础的人，大多不易理解。在此，就原义进行分析，尽量让大家有一个直观的认识（也是个人看法）。

四、二阳病消渴

二阳病　治多端

二阳出问题了，治疗方法有很多种。

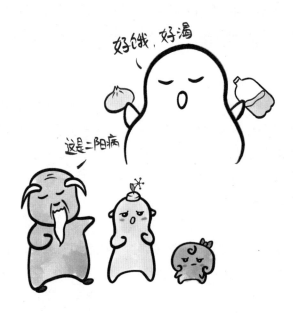

二阳导致的消渴，关键症状是饥饿重，口渴也重。因为二阳为病是燥邪致病，治疗时要看燥伤哪儿了？伤得多重？伤的地方不一样，表现不一样；伤的轻重程度不一样，症状也不一样。

大家知道，秋天身体皮肤开始皮屑增多，有的人手脚开始裂口子，这时候单靠外面用水泡或者抹油护肤，似乎杯水车薪，不能从根本上解决问题。什么时候才能好呢？夏天！为什么？热了！这也是中医五行生克理论中火克金的体现。秋天属金，燥气明显；夏天属火，热气明显。是不是很有意思？所以，治疗燥邪导致的病是不是要加点火呢？

临床见过手脚长年脱皮、裂口子的，在用灸法治疗1年后，脚不脱皮了，不裂口子了。也有很瘦弱，口渴，既怕热，又怕冷的糖尿病患者，在用灸法治疗后，精神好了，身体有力了，口不渴了，怕热怕冷的症状也消失了。当然，血糖也慢慢平稳下降了。是不是很有意思？

五、少阴病消渴

少阴病　肾气寒

少阴病是因为肾阳不足。

这时候问题的关键在小便量太多，尿色发白。这是少阴肾阳不足了。

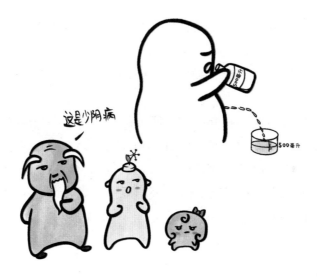

这是少阴病

少阴君火在心，肾属水。少阴病怎么就是肾阳不足了呢？

　　大家可以把心和肾的关系理解成天上的太阳与地上的湖泊和海洋之间的关系。它俩可以让水形成循环，滋养了地球上所有的生物。君火能产生热，这个热就能使全身的水液正常分布，就像太阳能让大地上的水蒸发到空中，再在空中集结，形成雨，落到地面上。水量多的形成河流，最后流到湖泊和海洋中。再因为有热，地面上的水上升，形成水汽……形成循环。地球也正是因为这个循环的水才能孕育那么多的生命。这些水里有一种能量，与太阳形成互动，带动太阳的热分布到整个地球。

　　在人体，肾阳就是君火的根基，它决定了君火的热力。

　　想象一下，着火之后，火焰最外层是温度最高的，这就相当于心火（那种温热的感觉就是心阳），但着火的原因在根部燃烧物上，把燃烧物移动到哪里，火就跟到哪里，它能决定火焰的范围和温度。但内焰的温度远没有上方的外焰温度高，所以，点火要用外焰点，灭火要用灭火器对准火焰根部进行喷射。

这种尿量特别多，又很白，干喝水，不解渴的，是肾阳不足，不能将水加热，分布到全身，导致身体得不到滋养，总感觉缺水，但喝进水后，又不能转化给人体使用，所以干喝不解渴。

怎么让人体的肾阳旺一点儿呢，常用的一个中成药就是金匮肾气丸。当然，大家平常多吃补阳气的东西，如大葱、人参、花椒、胡椒等，也有一定的补火作用，但是力量不足。用艾灸调理的话，灸肾俞穴和命门穴会更好些。

六、厥阴病消渴

厥阴病　乌梅丸

厥阴病就用乌梅丸。

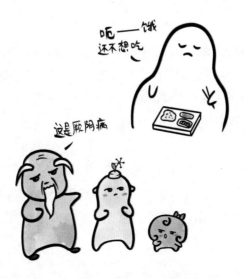

前面"伤寒"部分说过厥阴是风木导致的疾病。不管是受外界的风邪伤害了，还是长期熬夜或者情绪不畅，让肝受损伤了，表现出来体内的气不正常运行的情况，都属于厥阴病，治疗可以用乌梅丸。

《黄帝内经》曰："肝者，将军之官……"，把肝比喻为将军，它的任务就是四处征战，全身的气能不能正常分配，都靠它指挥。如果外面的风邪进到人体来了，这个风邪是不受它指挥的；或者肝出了问题，乱指挥，气血不能正常营养人体，就可能身体瘦弱，口渴，气往上冲，顶得心脏都觉得发热疼痛，还会感觉饿，但不想吃东西，或吃东西后吐蛔虫的情况。如果用泻下（拉肚子）的方法治疗，患者会因为这个强大的向下的力量引导，一直腹泻，人很快就不行了。所以，一定不能随便用泻下的方法。

总的来说，厥阴病导致的消渴是以饥饿，但不能吃，并且有气上冲为症状表现。这时候不能只想着把上冲的气引下来。在治疗上既要降上逆的风气，治疗气上冲的症状，也要引导气正常运行，让风停下来，就不渴了，主要的方子就是乌梅丸。

乌梅丸甘、辛、苦、酸并用，用苦味药主要是为了降上冲的气；"肝苦急，急食甘以缓之"，用甘味药可以缓和风乱窜的势头；"肝欲散，急食辛以散之"，肝的功能是让气血向全身疏散，用辛味药的发散作用帮肝实现这个功能；而酸味可以收敛，用酸味药收敛一下风火上冲的力量。乌梅丸的药物配伍是很有讲究的。

针灸治疗时，用合谷穴、太冲穴（中医称为"开四关"）就行。只要觉得自己气不顺了，大家都可以用这四个穴位顺顺气，也可以按揉膻中穴。早点解决气不顺的问题，就不会有大麻烦了。

七、燥热药物治疗消渴

变通妙　燥热餐

巧妙变通一下，可以用燥热的药物进行治疗。

还有一种消渴患者，是因为脾伤了，不能正常运送津液，肺也不好好干活了，这种消渴一定伴有腹泻。这是因为津液都不正常向上输送，水液只是向下流，就出现口发干的表现，感觉津液不足，下面还腹泻（水湿太多了）。

这时候的消渴如果只关注口干、体瘦的表现，按照常规的清热滋润治疗肯定不行。要让脾、肺正常工作才行。因为，脾喜燥恶湿，而肺又怕寒。清热伤肺，滋润碍脾，可见清热滋润的治疗方法是不对路的。要用燥脾润肺的方法，用理中丸（人参9克、干姜9克、炙甘草9克、白术9克）加倍白术用量，加天花粉治疗。也可以吃点儿理中丸，再吃点儿烤馒头片，喝点儿银耳粥。大家还可以灸中脘、脾俞、太渊等穴位调理。

对于消渴，一定要分清原因，有针对性地治疗，这样才能收到效果。平常要注意不能喝酒，减少夫妻生活，少吃咸的和精制的食物，多吃点儿五谷杂粮。面食最好是全麦的，因为小麦外皮偏凉，里面偏热。

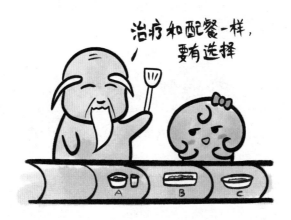

治疗和配餐一样，要有选择

　　当然，防患于未然才是我们最需要知道的，从日常生活方式的调节开始吧。清淡饮食，七八分饱，心情舒畅，合理运动，顺应四季变化，调节睡眠时间。

眩晕

眩晕就是头晕眼花。

你可能安静下来，闭上眼就好了；你也可能站、坐、闭眼都不行，还伴随着恶心、呕吐等症状，严重的甚至直接昏倒。西医诊断可能是高血压、脑动脉硬化、贫血、神经官能症、耳源性眩晕（比如梅尼埃病、迷路炎、前庭神经炎等），还可能是颈椎病。不论是哪种疾病，有眩晕的症状，都可以参考以下处理。

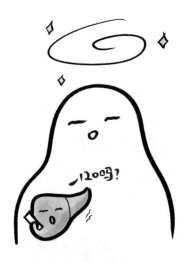

一、肝病眩晕

眩晕症　皆属肝

眩晕都与肝有关系。

　　肝，就像将军，指挥着全身气血的正常运行。肝里面还储藏着一定量的备用血，关键时刻，能动用这批储备用血，为身体救急。另外，"肝，在体合筋，开窍于目，在液为泪，其华在爪，在志为怒，其味酸，其色苍。"也就是说，大家还可以通过筋、眼睛、眼泪、手指（甲）、脚趾（甲）是不是正常，愤怒的情绪能不能正常表达（情绪与内脏的关系，见虚劳篇），对酸味能不能正常感觉，脸色有没有发青——这些外在的表现来判断肝是不是出问题了。

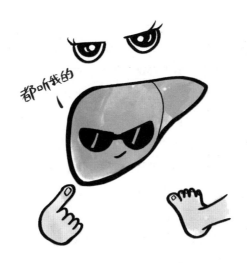

眩晕的主要表现中有一个很关键的症状就是眼花，症状轻的，闭上眼一会儿就好了；严重的，闭眼也不好，这都表明肝不能正常干活了。

此外，肝的功能出问题了，还表现在很多方面。

先看筋。《说文解字》解释："筋，肉之力也"，就是使肌肉有力量的结构，即肌腱和筋膜。当人感觉没有力气，首先考虑肝的功能不好了。因为，肝为"罢（pí）极之本"，肝是主管人是否有疲乏感的根本。原发性肝癌早期没有特异性症状，就是没力气。

肝开窍于目，除了眼花，其他眼睛的问题也要考虑调肝。比如近视、远视、夜盲、老视、白内障、眼干、眼涩、迎风流泪等问题，都与肝有关，治疗时都应考虑到肝。近视的人要适当吃点儿猪肝、鸡肝等养养眼。

手指（甲）、脚趾（甲）的问题也和肝有关。手、脚有没有力量，摸起来有没有弹性，与肝的气血养筋的能力强弱有关。有时候与人握手，感觉像握了一个鸡爪子，就知道这个人可能是肝阴血不足，可能是用眼过度、熬夜、吸烟、吃煎炸烧烤较多等原因所致。还有一个问题就是灰指甲（指甲发黄、发灰，变厚，表面凹凸不平）。灰指甲大多发生在 40~60 岁的人群中，女性多于男性。这个年龄段的女性生理上要经历一个重要时期——围绝经期，而肝的功能与女性的月经有密切的关系。所以，这一时期易发生灰指甲以及围绝经期综合征，其实都是肝的功能下降的结果。这时候，多做些体力活动，多出去走走，保持心情愉快，保证充足的睡眠，平稳度过围绝经期，所有的问题就都解决了。同时，提醒一下，反复折腾指甲（一些爱美甲的姑娘们要注意了）会伤肝的。

另外，特别爱吃酸，或者一点儿都不能吃酸，这些异常的口味，都与肝不能正常干活有关。

脸色铁青，也是肝的气血运行不通畅的外在表现。

大家可以根据这些外在表现，来判断哪里出了问题，进而知道该怎么保护自己。

二、风火与眩晕的关系

肝风木　相火干

肝的作用特点和"风"相似，五行属木。它能影响人体阳气的分配和人体火热的走行。

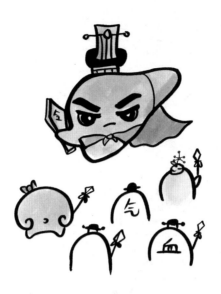

　　肝主疏泄的功能特征与风类似，哪个地方气压低就吹到哪儿去。人体哪个地方气血少了，肝脏就把气血往哪里分配。这个特点与自然界生长的草木一样，草木一直往外伸展自己的根和枝叶，哪个地方有空隙，就往哪个地方伸展。所以，天上吹的风，地上生长的草木，和人身体里的肝特性一样。中医就用这种形象方法，把身体里面看不见的组织器官的功能进行分类解释，称肝是"风木"。

　　相火，大家可以理解为人体的内火。这个内火，正常情况下是维持人体各种功能正常运行的，如果情绪不畅，比如生气，这时候就出现邪火，就伤人了。

　　木可以生火，风可以助火。所以，肝与火就这么密切地结合在一起了。因为肝的这种特点，心情不舒畅的时候，发怒或者生闷气，都会影响肝的正常运行，进而影响身体里阳气的分配，出现各种邪火。所以，有人明确说自己生气了，有人说没觉得生气，其实，只要是不尽如人意，情绪都会受影响，发没发脾气只是个人修养问题。表情可以自我控制，但身体不会。

风火动　两动抟（tuán）

风与火都是动的，两者相互纠缠，就旋转起来了。

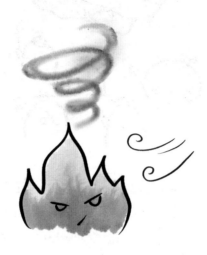

　　空气流动才形成风，风是动的。火向上燃烧，也是动的。风能助火势，火能形成气流，导致风更大。所以，这两个动的邪气混到一起，就会形成旋转的气流。感兴趣的话，可以注意观察在有微风的时候，燃烧后的纸灰是不是旋转着向上散的。

头旋转　眼纷繁

头晕目眩的感觉就出来了。

　　当心情不畅，导致邪火起来后，人就可能出现旋转的感觉，就会觉得天旋地转，头晕眼花，这就是眩晕的症状。

三、虚、痰、火学说

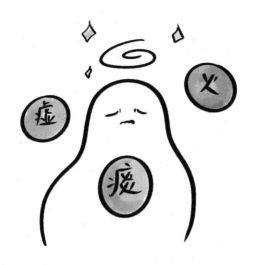

虚痰火　各分观

引起眩晕的病因，说法不同，代表性的有三种，即体虚、痰饮、痰火。

《黄帝内经》认为眩晕是体虚导致的。因为，肾主骨，生髓，充脑。脑是髓最大的汇聚地，脑也被称为"髓海"。如果肾精亏虚，那就不能生髓，髓海（脑）不足，就会发生眩晕。另外，肾藏着先天的精气，主水，五行属水，肝属木，肾和肝在功能上形成一种母子关系，肾能滋养肝。如果肾阴亏虚，就不能正常滋养肝，就会导致肝阴不足。肝阴、肝阳本来是相互平衡的，肝阴不足后，就不能收敛住肝阳，肝阳就向上亢盛，就会出现头晕、眼花的症状了。还有，大病、久病、过度劳累、思虑伤脾、失血之后，导致气血不足。气虚，阳气就不能正常输送到头；血虚，脑就会失养，这些都可能发生眩晕。

医圣张仲景认为眩晕与痰饮有关。痰饮是身体里那些异常停留的水液。当然，痰和饮还不完全相同。"积水成饮，饮凝成痰"。一般比较黏稠混浊的称为"痰"，较为清稀的称为"饮"，都是一类东西。痰饮停留在体内，会随气流动，也会阻挡气的正常运行。如果堵住往头上运行的气了，那就会出现眩晕。

元代的朱丹溪认为"无痰不眩""无火不晕"。"眩"是眼花，或眼前发黑，看不清东西；"晕"是头晕，感觉自身或周围的东西在旋转，站不稳。痰浊蒙在头上，或堵住了往头上走的气，就会头发沉，眼看不清东西。痰浊阻碍气的运行，淤堵时间久了，就会产生火热邪气，邪火扰动气流旋转，就出现头晕的感觉。那么为什么会出现痰浊呢？痰浊往往是饮食不规律、不节制，比如酒肉过多，甜食过多，味重的吃久了，或者饥一顿饱一顿，损伤了脾胃；也可能是长期思虑过度，导致脾胃虚弱，不能正常运化水谷，湿气停积生痰。火又是怎么来的？瘀久生火，可能是长期忧郁恼怒，气机不畅化火。火耗伤肝阴，肝阴不足，肝阳就上亢，阳亢上升就形成风动之势，也就出现头晕。这个，我们前面有提到过。

究其指　总一般

虽然各家的观点不同，但是他们的根本是一致的。

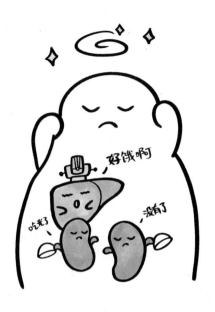

　　刚才说了眩晕的病因有不同的观点，除了上面说的这几种外，还有一种就是刘河间所说的"风火"。风火都由木（肝）生，木（肝）旺就克土（脾），土（脾）虚水湿就盛，水湿盛就生痰饮。所以，不管是痰饮，还是痰火，都跟肝风动有关。

　　为什么会出现肝风动呢？因为，肝不能正常得到滋养，可能是肾虚所致（这个我们前面也提到过）。肝、肾有母子关系，母亲没奶喂孩子，孩子就会哭闹。肾虚时，肝就像个没奶吃的孩子，闹腾起来，闹腾到脾（肝气横冲伤脾），就伤脾，脾伤就生痰湿了；肝气直接上冲，就会出现头晕目眩的表现。当然，肾虚本身也可以直接导致脑这个髓海不足，出现眩晕。所以，《黄帝内经》所说的眩晕是因为体虚导致的，是从这个病的病根来说的；其他说法，如"痰""火"，是从病的表象上来说的，从根本上来说是一样的。

四、养鱼与养生

痰火亢　大黄安

痰火亢盛表现为主的，用酒炒大黄治疗。

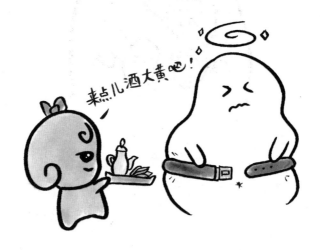

这个治疗眩晕的方法源自朱丹溪。有一个医案对于大家理解这个治疗机理和如何养生很有帮助。

一个善于养鱼的人，跟别人介绍他的养鱼经验：鱼塘水要对流，塘底淤泥要及时清理，每天喂鱼要规律。鱼塘的水要对流，是因为对流可以带来很多新鲜的氧气，塘水活了，鱼就长得快。鱼塘底的淤泥要一年清理一次，这样鱼塘就会保持足够的深度和宽度。不然，鱼塘底被淤泥垫高，水一浅，鱼就长不大，活力也不强。还有，喂鱼要规律，不能饥一顿饱一顿。这人鱼养得明白，也挣了不少钱，日子虽然过得好了，但是问题也来了，身体发福，头晕眼花，还经常有痰。于是他请了个老中医给他看病。

老中医一看，只告诉他一句，你怎么养鱼的，就怎么养护身体。养鱼人不理解。

老中医接着说，养鱼，第一条，鱼塘水对流。你人住高楼，内装空调，出入坐车，开着空调，没有大自然对流的空气，身体怎么能不郁闷呢？

塘底淤泥要及时清理。人也一样，山珍海味，大吃大喝，很快就吃出"将军肚"。肚子大起来，就把下面堵得严严实实，心胸上面气就短了，元气变少了，气血也就不能正常运送到大脑了。这就是中医常说的"肥人气虚，多痰湿"。这痰湿就像肚子里的淤泥，气虚就是身体里的气不够用，所以，胖人很容易累。

喂鱼要规律。人的生活也要规律。吃东西要有节制，只有正常地饮食起居，才能有健康的身体。吃夜宵，打麻将，熬夜，早上起不来，不吃早餐，这样怎么会不生病呢？所以，顺应自然规律，人的疾病就可以好一大半了。

养鱼人豁然开朗，当即表态，把空调关了，开窗通风，出入步行，清淡饮食，调整好起居。最后，老先生只给他开了一味药——酒炒大黄，打粉后，用茶水冲调服用，一次3~6克。这养鱼人吃了半个月，所有的症状全消失了。通过这个故事，大家是不是也都受用了呢！

再来说这个药方。大黄本来是一味泻下的猛药，但用酒炒后，借酒向上的力量，大黄的一部分作用也往上走，不往下去，就可以清上边的热。上边没有火热扰动，再加上大黄本来辛香清下的作用，清理肚子里的污秽痰湿，把"将军肚"除了，体内就没有痰湿影响气的正常运行了。痰热除了，生活习惯也改了，就没有再生的痰湿干扰了，病自然就好了。

看到没？中药在使用的时候，炮制方法对药的作用影响也很大。通过上面的医案，大家应该知道自己该怎么养生了，不是只这一个病如此，其他疾病也都可以借鉴。

五、虚损眩晕的调治

上虚甚　鹿茸餐

上面虚损严重的眩晕，用鹿茸酒。

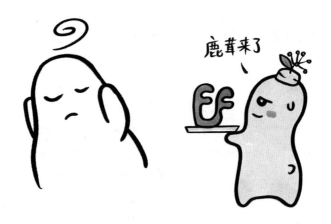

鹿茸来了

虚损引起的眩晕，患者较瘦弱，平时都是有气无力的，说话声音低弱。治疗时用鹿茸酒（鹿茸生在鹿的头顶上，入督脉，通于脑，是大补督脉的一味重要药物），补督脉，大补阳气，使气血能向上营养脑髓。没有这个药，也可以用补中益气丸之类平缓一点儿的药，关键是补养气血。

平常注意休息，调好脾胃，适当吃点儿补品，艾灸中脘、足三里、百会等穴位，都可以。

欲下取　求其端

要从下治疗，就要找病的根本。

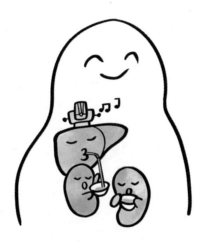

"端"，也就是头，什么头？源头！中医有上病下取的方法。眩晕，是头上的表现，治疗要下取。就像树叶掉了，病根在树根，是树根缺水了，治疗就要给树根浇水。治疗眩晕，也要找到下面最根本的病因，补肾！

此外，眩晕与肝密切相关，也可以从自身经络上进行调理。足厥阴肝经从足大趾，沿足背向上到腿内侧，一直上过头顶（可以参考一下经络图）。所以，治疗眩晕经常取足背上的太冲穴、行间穴，还可以加上肾的原穴太溪穴，补补肾精。

左归饮　正元丹

补肾用左归饮、正元丹。

服用中药补肾，可以选择左归饮（熟地黄 9~30 克、山药 6 克、枸杞子 6 克、炙甘草 3 克、茯苓 4.5 克、山茱萸 3~6 克）养肾阴，正元丹养肾阳，这是纯补的药物。当然，正元丹因为炮制和加工复杂，现在基本买不到。主要是告诉大家这个治疗思路，虚证无实邪的时候，就以纯补养的药治疗。

平常也可以吃黑芝麻、粟米、牛骨髓、羊骨、猪肾、淡菜、干贝、桑椹、栗子、胡桃、海参、虾、豇豆、山药等食物进行食补。

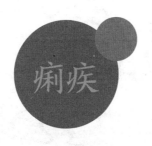

痢疾

痢（lì）疾是大便次数增多，有脓血、腹痛、里
急后重（总有排便不尽的感觉）的一种胃肠道疾
病。从中医角度看，它也有很多分型。

一、湿热与痢疾

湿热伤　赤白痢

被湿热伤着了，拉的是红白相间的脓血便。

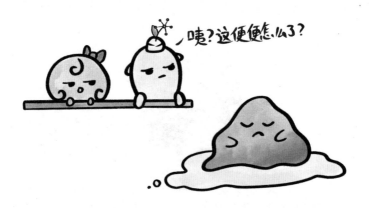

　　湿的特点是发沉、发黏。所以，会有大便次数增多，质地黏腻，且湿气不容易排尽，故出现肛门坠胀、排便不尽的感觉。热会伤阴，会动血，损伤血管，导致出血，所以大便中会有红色的血。湿热纠结在一起，湿气黏滞，气血运行不畅；热又伤血管，胃肠道黏膜缺血、缺氧坏死，坏死后变成脓，与破损的血管里渗出来的血混在一起，就形成脓血便。

　　不管是气血运行不畅，还是热伤了血管，导致血管破裂，或是胃肠道黏膜坏死，都会导致肚子疼。大家可能或多或少都有过肚子疼的经历。比如吃了辣火锅、烧烤，或者饮酒后，可能肚子就疼过，这都是湿热损伤的表现。

热胜湿　赤痢渍 (zì)

热比湿重，就以红色的血便为主。

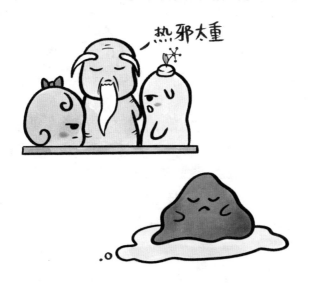

　　刚才说了，热邪易伤血管。形象一点儿，就是热邪把血管给烤干裂了，造成了出血。胃肠道里面的血管特别多，血量也多，所以，如果热比较重，就以红色的血便为主了。

湿胜热　白痢坠

湿比热重，大便主要夹杂白色的脓液。

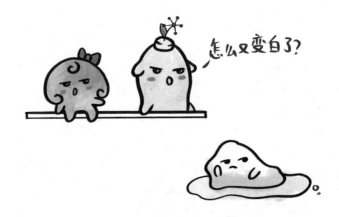

　　湿是阴性的邪气，易伤阳气，阳气不足了，就不能正常温暖胃肠道，胃肠道就会脱落些东西下来；阳气不足，也不能把胃肠道里面的东西正常加热成黄色，这些未加热的东西与湿邪、胃肠道脱落物混杂在一起。所以，大便以脓性白色稀便为主。

二、热性痢疾的调治

调行箴（zhēn）　须切记

调气行血的格言，一定要记住。

　　调气行血，气血运行顺畅，脓血就少了，肛门肿胀、坠胀的感觉就缓解了。这两种方法要配合使用，关键看湿与热孰重孰轻。大便红色多，就重在行血；大便白色多，就重在调气。

芍药汤　热盛饵(ěr)

热邪重的痢疾，用芍药汤。

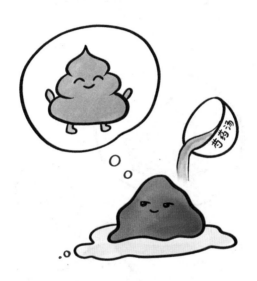

　　热邪重的痢疾，表现为肚子痛，大便急，大便中带血，有排不尽的感觉，伴有全身发热，喝水很多，喜欢喝凉水，小便色黄，舌苔黄。想象一下，饼干在烘烤的过程中是不是慢慢变黄了，舌苔其实也会。看到舌苔发黄就知道身体里面有热了，至于是实热、虚热，还是瘀热，还得靠专业医生来分辨。治疗这种大便带血的热性痢疾，可以用芍药汤（芍药 4.5 克、当归 4.5 克、黄连 3.6 克、槟榔 3 克、木香 1.8 克、炙甘草 1.2 克、大黄 3 克、黄芩 3.6 克、肉桂 1.2 克、炙厚朴 3 克、枳壳 3 克、青皮 1.5 克）。生活中注意忌辛辣、黏腻、荤腥的食物，清淡饮食，不熬夜，避免情绪激动和过度劳累。

三、寒湿痢疾

平胃加　寒湿试

寒湿重的痢疾，用平胃散加味治疗。

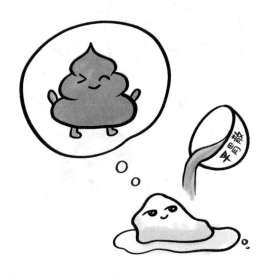

　　寒湿重的痢疾表现为肚子胀，不想吃东西，持续腹痛，有下坠的感觉，腹泻严重，大便是白色稀脓或白色果冻状，不发热，也不渴（湿气重，寒气又重，水气不消耗，所以不渴），没有精神，舌色淡红。治疗寒湿重的痢疾可以用平胃散，加干姜、泽泻、猪苓、木香等，既健脾燥湿，又行气利水、和胃止痛。一边用热性药把寒散了，一边用利水药把湿气除了，一边用行气药把气调匀了，让肚子不疼了；同时还把脾胃功能补养健全，防止再有湿气不化的情况。

平时吃东西可以多加点儿香辛料。有的人会因为体内寒气重或湿气重特别喜欢吃辣的东西，这类人大多脸色发暗，体型偏胖。如果是因为身体需要，想吃辣的，可以喝胡辣汤，也可以喝羊汤，多加点儿胡椒粉，也就是用胡椒、花椒、大料等调料散寒，还可以行气祛湿。辣椒可没有这个作用。所以，有人说我吃了那么多辣椒，怎么寒湿还这么重？因为它只有辣的刺激，没有散寒燥湿的作用。

四、特殊情况分析

热不休　死不治

发热的痢疾，患者如果体温持续不降，那是不容易治疗的。

痢疾发热是体内有邪气，身体的正气努力要将邪气向外赶的一种表现。这种邪气可能是外感湿热邪气，或是寒湿郁积化热，也可能是体内湿热停积。不管是哪种情况，有热就提示邪气不尽，一定要找到具体的病因，把邪气排出去，才能治好。

痢门方　皆所忌

痢疾这个病的处方，用起来是有禁忌的。

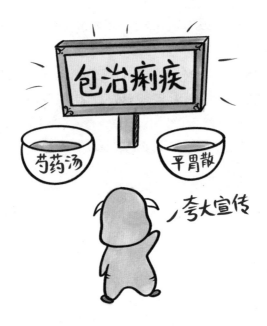

前面说了痢疾常用的方子有芍药汤、平胃散等，但并不是所有的痢疾都可以套用这两个方子。在痢疾刚开始的时候，有发热的表现，大多有外感邪气，或者经络不调和的情况，这时候要发散在外的邪气，调和营卫，使身体气机正常，痢疾自然就缓解了。如果不祛外邪，只考虑体内有湿热，就用芍药汤来治疗，那外面的邪气就会随着清热燥湿药的作用，从体表一直走到身体里面，那病就更重了。就像被雨浇透的一盆花，花盆下面都漏水了，如果这时候直接就从花盆里面进行疏通，想让水快点儿排出去，只会使外面一直下的雨快速从花盆里冲刷过去，带走更多的花土和养分。这时候应该人为地先把雨给停了，把花盆搬进屋里，或者给花搭个雨棚，不让雨继续浇，花盆里的水势也就缓和了。再疏通一下，清利水湿就快得多了。也就是说在治疗痢疾时，有外邪，一定要先去外邪，再清热燥湿。

桂葛投　鼓邪出

鼓动邪气外出，用桂枝汤、葛根汤。

痢疾刚发病的时候，是有外来邪气的，一般有头痛、发热、怕冷的症状，这是外来邪气侵入体表时的表现。如果有出汗，那就用桂枝汤治疗；没有汗，就用葛根汤治疗。桂枝汤喝过后，要喝热稀粥，还要加点儿衣被保暖，让全身微微出汗，清淡饮食，不吃生冷。葛根汤喝过后，也要微微汗出，一定不要大汗淋漓。在头痛、发热、怕冷的症状消除后，再调理痢疾的问题。

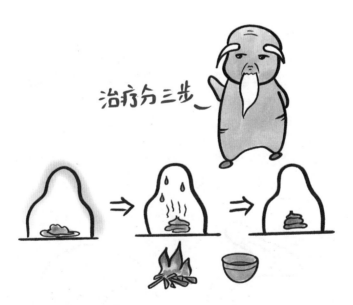

外疏通　内畅遂

外面疏通了，里面也就顺畅了。

如果没有外来的邪气干扰了，人体的气出入正常，身体的负担就轻了，体内的气机也就容易调理了。

五、喻嘉言治痢秘诀

嘉言书　独得秘

喻嘉言的著作论述，最精当。

清代名医喻嘉言对痢疾治疗有精当的把握。他在《医门法律》中提出了"逆流挽舟""急开支河""通因通用"的方法。

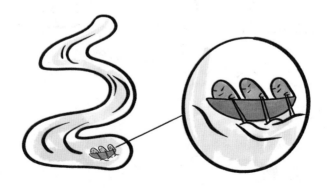

"逆流挽舟"是指外来邪气在痢疾泻下的过程中，不断深入人体的情况下，要把下泻的趋势截住，并将邪气从体表散出去，就像河道里水流较急，小船就要被冲出堤坝。这时候，要让水流缓下来，还要减少体内正气损伤，就得从上游排出去一部分水，还得增加点儿正气，就像增加划船人的力气一样，这样水势下降，船行力量增大，小船就安全了。

"急开支河"就是湿热太重了，单从肠道排不尽，小便也表现出有热的症状，可以用清热利湿的药物使湿热从小便排出。相当于又开了一个通道，这样湿热邪气排得就快了。

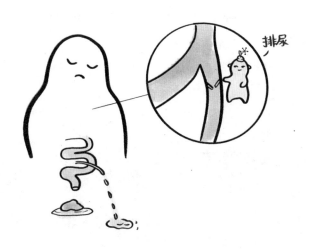

排尿

"通因通用"是指如果突然感受暑湿毒气，痢疾特别严重的，要尽快排出热毒，用大承气汤之类的药，帮人体快速把湿热泄出去。这种治法也可以用于吃多了，或者其他情况导致胃肠道里存有垃圾的时候。当然，这种泻法一定适可而止，腹泻和口渴的感觉有所缓解，就要停用泻药，而改为平和的调理方法。

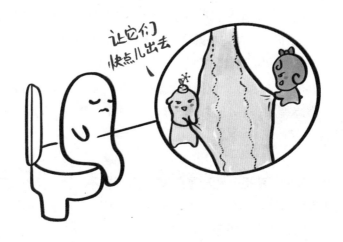

让它们
快点儿出去

这三种方法，都是根据病情进行适当选择。另外，喻嘉言老先生还提出治疗痢疾不能不分标本先后而全用苦寒药；不能不辨别病情的虚实就使用痢疾常规方子；不能不分湿热的多少就用固定的丸药。

寓意存　补金匮

《寓意草》中的论述，能够补充《金匮要略》的理论。

喻嘉言老先生还有一本著作——《寓意草》。在这本书中，对痢疾的辨证进行了深入分析。其中，使用麻黄附子细辛汤和人参败毒散的医案分析，更是补充了《金匮要略》中没有的理论。

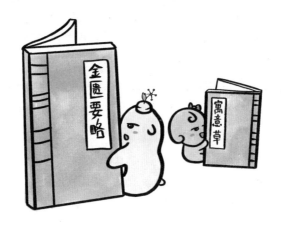

举两个例子。

对于体内有湿热，同时感受外在热邪，又行房事过多，肾虚再受凉，表现出发热，身体发沉，不吃饭，神志不清，大便呈猪肝、鱼脑样，如果还用治湿热痢疾的芍药汤，那肯定不行，要使用麻黄附子细辛汤，使患者偏在体表的邪气发散出去。出汗后，发热减轻，再用附子理中汤调理，等发热消退，身体轻松，能吃饭了，再改用黄连理中汤制成丸，调理寒热错杂。治疗是复杂的，要根据病情的不断变化，及时调整治疗。

对于长期不好，时不时发作，脸肿，脸色暗黑，脉沉数有力的阳邪陷于阴的痢疾，治疗时，让患者用大被子围住，在椅子上坐好，下面用火烘烤。还用布条卷成鹅蛋样，放在椅子上，垫住肛门，让里面的气不能往下走。然后给患者服用煎好的人参败毒散。等到患者感觉皮肤湿乎乎的，再给热药汤喝，并且让患者努力忍住不排便、不动弹。这样坚持 4 小时以上，身上一直汗漉漉的，患者心里感觉烦热不能忍受了，才让他包着被子一起躺床上，可以排便，之后改用补中益气汤调理。将内陷的邪气提出，从体表散出去。

这种细致的辨证分析、灵活用药，是中医治疗的灵魂。就像法官断案，抽丝剥茧，拨开层层迷雾，才能找到事情的真相。

当然，对于上面说的痢疾的辨证，体表有寒的，也可用干搓皮肤、灸大椎穴等方法祛除。体内的湿气，除了吃些祛湿的食物外，也可灸阴陵泉穴。有人说湿热痢疾有热邪不能用灸法，这不对，灸法可以引热外出。体内有不同邪气时，灸出的水疱（中医叫"灸花"）颜色不一样。体内有寒湿，灸花是清亮的；体内有湿热，灸花是浑浊甚至暗红色的。另外，如果体力还好的话，补充好水分，适当运动一下，有利于肠道气机通畅，对痢疾好转有益。

泄泻

泄泻是什么？就是我们平常说的拉肚子。

一、湿气与泄泻

湿气胜　五泻成

人体湿气大，就会导致五种泄泻。

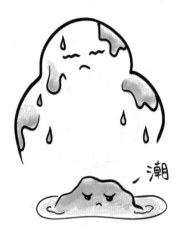

潮

　　人会拉肚子，主要是体内湿气盛导致的。拉肚子是一种自我保护机制。身体有问题了，通常都会发出信号。有外来的邪气入侵了，马上发热，调动全身阳气消灭外来邪气。身体里湿气多了，就要通过拉肚子或者出汗的方式把湿气排出去。

　　五泄是指《难经·五十七难》中所提的胃泄、脾泄、大肠泄、小肠泄、大瘕（jiǎ）泄五种以拉肚子为主要表现的疾病。胃泄的特点是吃的东西不消化，吃什么拉什么，肤色发黄。脾泄的特点是肚子胀，拉肚子像水流急冲下去一样，一吃东西就往上呕。大肠泄的特点是吃过就想拉，大便颜色发白，肚子里面咕噜响，还有像被刀切一样的疼痛感。小肠泄的特点是小便的时候就拉肚子，大便中带有红白的脓血，肚脐以下肚子疼痛。大瘕泄的特点是内急想排便，到厕所却排不出来了，尿道痛。

二、胃苓散治泄分析

既然五种泄泻都是湿气重引起的，那治疗起来，祛湿气就很关键。胃苓散由炒苍术 4.5 克、白术 4.5 克、厚朴 4.5 克、陈皮 4.5 克、泽泻 4.5 克、猪苓 4.5 克、桂枝 3 克、炙甘草 2.1 克、茯苓 12 克、生姜 5 片组成，有很好的暖脾健胃、行气利水的作用，用来治疗各种拉肚子都有一定的作用，是治疗泄泻的一个重要的方子。原理是什么呢？打个比方，下雨多了，地涝了，植物会被涝死，要拯救植物就需要有排水沟往外引水，还需要一个晴朗的天气晒晒，吹吹风。多方动员，才能好得快一些。

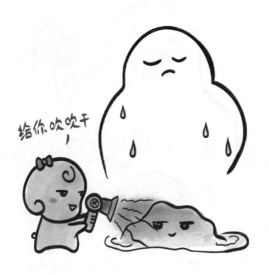

给你吹吹干

人体内湿气重了，就得找个温暖干燥的环境，吃点温热干燥的食物，比如烤馒头片，再加上适当的运动才能排湿。湿气重的人一般都不愿意动，因为湿气重让人身体发懒发沉，关节发涩，动起来很慢。如果实在运动不起来，那就用艾灸，把身体里的湿气都给赶出来，这样湿气就祛了。湿气祛了，人也就不拉肚子了，当然，除了拉肚子，其他因为湿气重而导致的疾病也可能就好了。这也就是为什么中医治疗，为了治 A 病，却连带着治好了 B 病、C 病。一举多得！

湿而热　连芩(qín)程

湿热泄泻，可用胃苓散加黄芩、黄连。

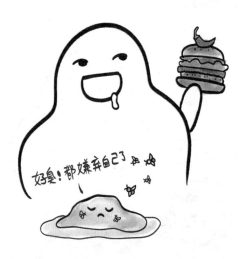

黄芩、黄连都是清热的药。如果患者表现出大便次数增多，大便色黄，恶臭，肛门有火辣辣的感觉，或者有发热、口渴、小便色黄，舌苔黄腻，脉搏很快的症状。这是体内还有热的表现。之前讲了，拉肚子是因为有湿气，用胃苓散为基本方，现在又有热了，那就加两味清热的药——黄芩、黄连。这里的黄连就是"哑巴吃黄连，有苦说不出"的那个黄连。这个药很苦。苦味的东西往往有清热泻火、燥湿解毒的作用。

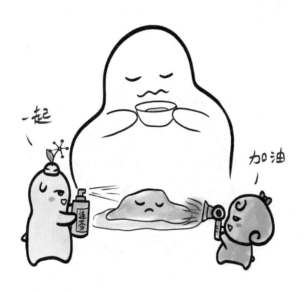

如果热象很重，就要把胃苓散中的桂枝去掉，改用葛根。因为桂枝性质偏温，热既然很重，那就加大寒性药的比例，葛根味甘，性辛、凉，有桂枝的辛性，能代替桂枝发散的力量，却没有桂枝性温助热的弊端。所以，治病时只差一味药，效果却会大相径庭。

如果是体内有热的泄泻，除了用药，生活上也得注意。可以在既凉快、又干爽的地方生活；吃点儿寒凉性质的食物，比如苦瓜、芦笋、蒲公英、苦苣、莴笋、莲子心、芥蓝、马齿苋等。千万别再吃热性的食物，如羊肉、龙眼肉（桂圆）、蒜苗、韭菜等。当然，这时候也可以用灸法。灸上巨虚、下巨虚穴，引热外出，健脾燥湿。

三、毒药使用原则

湿而冷　萸（yú）附行

寒湿导致的泄泻，可用胃苓散加吴茱萸、附子。

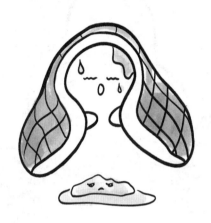

　　吴茱萸味辛、苦，性热，有小毒，可以助阳散寒、疏肝止痛；附子是大辛、大热的药物，有大毒，可以回阳救逆、祛寒止痛。有人可能说，有毒的药物怎么能吃呢？中医对于毒性的理解主要就是指它的偏性。中药说的小毒、大毒是指它的偏性强弱，偏性越大，毒性越大。

　　我们都知道"是药三分毒"，中医治疗疾病时，都是"以偏纠偏"。有一个词"矫枉过正"说的是，把弯的东西扳正，又歪到了另一边，形容纠正错误超过了应有的限度。但又有"矫枉必须过正"，也就是说，要把弯的东西扳正，必须要扳到另一边，再松手，才有可能正过来（有点儿像回弹的意思）。重要的是把握度，过度了，就弯到另一边了。所以，治疗有寒气的病症，要用热性的药。寒气越重，热性也要更重，但一定要适可而止。

　　怎么用药才合适呢？《黄帝内经》记载用药的原则："大毒治病，十去其六；常毒治病，十去其七；小毒治病，十去其八；无毒治病，十去其九。谷肉果菜，食养尽之。无使过之，伤其正也。不尽，行复如法……"就是说，用药治疗时，大毒的药治疗，病情缓解六分，就不用药了；一般毒性的药，病情缓解七分，就停药；小毒的药治病时，病情缓解八分就停药；没有毒的药治病，病情缓解九分，就停药。其他的病情用食物调养就行了。不要用药纠偏纠过了，会伤人正气的。如果病气还没有排尽，再按照上面的原则用药，适可而止。所以，寒湿导致的泄泻，用吴茱萸、附子治疗时，病人自己感觉病情好转六成就行了，就别再吃药了，好好调养。调养一段时间，如果还不好，再根据病情用药。

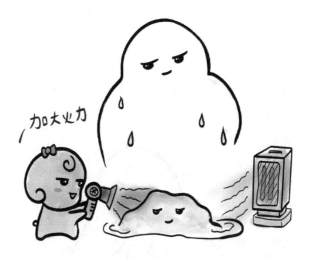

　　另外，对于寒湿泄泻，除了使用温化寒湿的药物，平时还可选择一些偏温热的食物进行调理。比如在平常吃的大米中加点儿高粱米、糯米、西米等偏温性的杂粮；蔬菜以韭菜、茴香苗、蒜黄、芥菜、香椿、雪里蕻、南瓜等为主，也可以在做菜时多加点儿大葱、生姜、

小茴香、花椒、胡椒、肉桂等调味品；肉以狗肉、牛肉、羊肉、鹿肉、鸡肉为主；水果可以吃些榴梿、樱桃、杏、李子、桃、山楂、龙眼肉（桂圆）、大枣、荔枝、金橘、红毛丹等。

艾灸是更好的办法，祛寒湿有很好的效果，灸天枢穴就可以。

四、啤酒肚伴侣

湿挟积　曲楂迎

体内有积滞的，可在胃苓散中加入神曲和山楂。

如果泄泻因为体内有酒食积滞引起的，那还得消积！如果有吐的感觉，最好能催吐一下，把胃里面还没排到小肠的东西从嘴里吐出去，减轻胃肠道的负担。如果吐不出去，就想办法帮它消化掉。

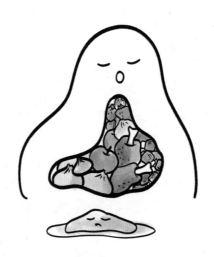

怎么消化？以肉为主的食物用山楂来消化。大家知道炖肉最好加点儿山楂，既好吃，又好烂，就是因为它可以帮助消化脂肪。对于血脂高、血液黏稠度高的人，也可以常吃山楂，或者是喝山楂水，帮助降血脂、降低血液黏稠度，安全有效。主食与其他东西混合，吃得太多，伤着了，可以用点儿神曲。各地的神曲虽然配方不同，但都是用面粉或麸皮与其他中药发酵制成，可以消化积食，调和气血，有"啤酒肚"的可以多用点儿。

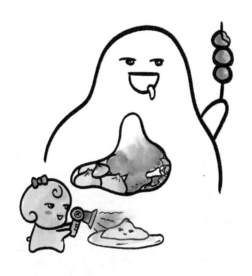

提醒大家一下，神曲只要没长虫子，保存得较好，越是陈年的越好，因为它会一直持续发酵。就像陈年的茯砖茶，年头越长，里面的金花越多，质量也就越好。可能有人不知道茯砖茶里面的金花长什么样，就是撬开茶砖后，看到里面那些星星点点，土黄色的东西，不知道的以为是发霉了。其实它是一种真菌，学名叫冠突散囊菌，对人的肠道是有益的。

酒喝多了，可以用葛根煮水喝，如果有葛根粉也可以冲服。当然，如果能采到葛花，每年晾晒一点儿，喝酒后，用葛花代茶饮，可以很好地解酒毒，避免酒精伤身。当年家父自知酒量不好，被请去吃酒时，自采了点儿葛花塞在一个坏牙的牙洞里，那晚他喝了自己生平喝过最多的酒，竟然没有醉，回家后跟家母感慨这葛花的功效。这是儿时的我，第一次对一种花的药效印象如此深刻。

还有一种东西，南方酿酒家常有，就是酒曲，既可以酿酒，也可以解酒毒，这就是大自然的神奇之处。除此之外，蜂蜜水、柚子、香蕉、葡萄、西红柿、西瓜汁等都有一定的解酒效果。家里有蜂蜜柚子茶的话，可以酒后喝一杯。因为，酒的热性十足，性又走窜，极易伤阴，凡性凉味甘的水果，大多可以缓解酒对人体的损害。

五、虚泄的调治

虚兼湿　参（shēn）附令

身体虚弱的人泄泻，可用胃苓散加人参、附子。

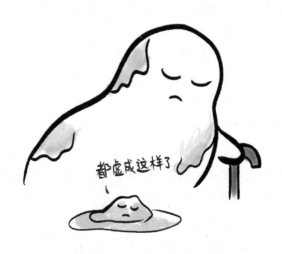

都虚成这样了

有的人平时就没力气，手脚发凉，怕冷，说话声音低弱，面色发黄或发白，经常出现拉肚子的情况。这种人是阳气虚，不能正常运化进入身体的水谷饮食，脾胃也没有力气推动体内的液体正常运行，从而导致水湿停留而出现腹泻。这时候要补足脾胃阳气才行，所以，在用胃苓散健脾祛湿的同时，加上人参、附子补阳气。

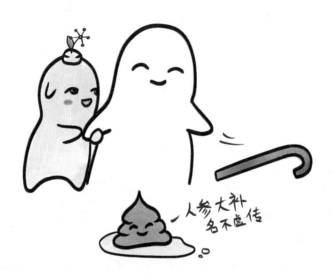

人参大补
名不虚传

当然，这种人也可以用艾灸来治疗。灸神阙穴、关元穴可以补元气，灸中脘穴、天枢穴可以健脾止泻。吃的方面，可以吃些热性食物，加点儿陈皮之类的食材理气。少吃耗气的食物，如萝卜、山楂、槟榔、柿子等，更不能吃寒凉性质的，更别说冷饮了。

脾肾泻　近天明

脾肾虚弱导致的腹泻，往往出现在天快亮时。

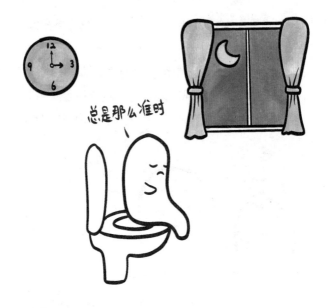

总是那么准时

　　有的人腹泻发作时间较为固定，一般在天快亮时。因为经常发生在凌晨 03:00—05:00，中医称它为五更泻，这是由于脾肾阳虚导致的。这种腹泻是肚子一痛，便意急迫，必须马上去排，慢点儿就要拉到裤子里了，排过后，肚子就不痛了，大便里有不消化的食物，还伴有手脚发凉，全身无力、怕冷，小便量多、色淡，夜尿多，舌淡，边有齿痕（正常舌边缘应该是光滑的，舌边缘凹凸不平，就是齿痕）。

　　脾肾阳气不足，既不能正常运化体内的水液，又不能温暖全身的组织器官，所以就出现全身冷，尿量增多。肾不能控制住肛门，导致便意特别急迫，稍有迟疑就拉到裤子上的情况。脾阳不足，肾阳也不能帮忙，所以就湿气泛滥，连舌也被水湿浸泡得水胖胖的，出现齿痕；食物不能好好消化，大便里有不消化的食物。这种腹泻老年人多见，秋冬季节较重，换季时最容易发生。平常吃凉的东西，或者被冷风一吹也会出现。

六、谈"效不更方"

四神服　勿纷更

脾肾阳虚泄泻应服用四神丸治疗，不要随意换药。

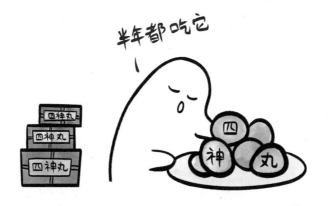

四神丸由补骨脂 12 克、肉豆蔻 6 克、吴茱萸 3 克、五味子 6 克、生姜 12 克、大枣 5 枚组成，有温肾助阳、健脾止泻的作用，使用时根据病情适当加减用药。因为脾肾阳虚多是久病，需要长期服用药物才能缓缓起效，不能求急，所以，不要随意更换药物。

中医有种说法，叫"效不更方"。就是用某个方子治疗时，如果起效了，不要随便更换方子。可以在原方基础上，根据病情变化略做调整就行。患者要仔细体会用药后身体的变化。很多人感觉没变化，那是因为没有仔细体会，尤其是慢性病。对于泄泻来说，要观察拉肚子次数、时间、大便的量、大便的质地、大便的气味、怕冷的程度、手脚的温度、体力、精神状态、腹痛发作的次数、持续时间、程度、冷热偏嗜、食欲、食量、睡眠情况、小便的色和量等。最好列表记录一下，下次治疗时可以给医生一个参考。

最关键的是不要轻易换医生。有些患者由于各种原因，找一个医生治过后，没有彻底治好时，就换另一个医生看。而且找别的医生时只说自己哪里不舒服，不知道告诉医生前期治疗的经过和效果，医生没有时间去问前期病史（这是极有可能的，尤其是医院人满为患的时候，一个患者只有 3~5 分钟的问诊时间），这就相当于从头再治。人生病与很多因素有关，治疗时经常是细节决定成败。所以，请大家不随意更换医生，看病时要说明之前怎么治疗的，治疗后哪些地方好转，哪些地方还有问题。让医生能尽快了解病情，更有效地调整用药，帮助身体恢复健康。当然，这种脾肾阳虚的腹泻，也可以灸脾俞、肾俞、关元等穴位治疗。吃一些温补脾肾的食物，不吃生冷，注意保暖。

七、经典治疗

恒法外　内经精

常规治疗泄泻的方法不起效，就从《黄帝内经》中去找精确的治疗方法。

《黄帝内经》中论述泄泻的病因有风邪、寒邪、热邪、湿邪、燥邪，外邪侵入人体，导致脏腑功能失常，水谷不能正常运化，出现泄泻；情志致病，影响气机，导致泄泻；肾阳虚，不能正常控制肛门，导致泄泻。

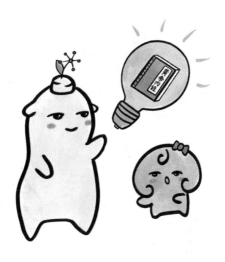

　　《黄帝内经》中有"濡（rú）泻""溏（táng）泄""鹜（wù）泄""飧（sūn）泄"等说法。"濡泻"也叫"洞泄"，主要是湿邪过盛，大便如水；"溏泄"主要是寒邪偏重，大便较清稀；"鹜溏"主要是燥邪导致，大便是水粪相杂，青黑像鸭粪；"飧泄"主要是脾气不足，出现大便泄泻清稀，并有不消化的食物残渣。这说明泄泻不是简单一个湿邪就可以概括的，只是湿邪导致腹泻更多一些而已。

肠脏说　得其情

《黄帝内经》中关于泄泻有肠脏寒热的论述，合乎实情。

　　《黄帝内经》中记载，肚脐以上皮肤发热，说明是肠里有热，会有大便色黄不成形的症状；肚脐以下皮肤发凉，是胃里面有寒气，就会肚子胀；肠里面寒，就会肚子响，腹泻，大便夹杂不消化的食物；胃里面寒，肠里面热，就会肚子胀，腹泻。上述说明泄泻有寒热错杂的情况，所以，治疗时要仔细区别。

泻心类 特丁宁

特别说一句，泻心汤类方可以用来治疗泄泻。

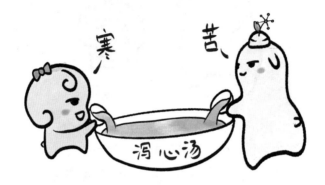

《伤寒论》中的泻心汤有五种，以半夏泻心汤为代表，辛开苦降，寒热平调，其中有大黄、黄连、黄芩之类苦寒药物。本就腹泻，还用苦寒泻下的药，这是很多人不容易理解的。用泻心汤是用它泻火除湿的作用，能调中焦，治疗湿热停留的泄泻。患者大多上腹部胀满却不痛，按着有一种弹性不好的感觉，便意急迫，便完还不舒服，粪色黄褐，气味特别臭，肛门火辣辣的，还有烦躁、发热、口渴等表现。这是因为体内有太多的垃圾出现的腹泻，得让它排干净才行。

比如食物中毒引起的呕吐、腹泻，在针灸治疗时，有这样一个现象，患者能吃能喝，同时，他的身体会自发地快速吐泻，并且，患者吐泻后是舒服的，排干净了就停。这都是身体的自我保护，大家不要忘了！不能见到腹泻就止泻，见到呕吐就止吐。

心腹痛胸痹（bì）部分介绍了从胸到肚子的各种
疼痛的病因和治疗。

一、九种心胃疼的名称

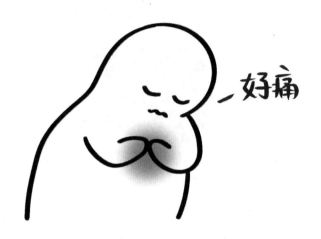

心胃疼　有九种

心胃疼痛，共有九种类型。

好痛

一提到心疼，大家往往都直接想到心脏的问题。这里说的心疼，是指从胸口到肚脐这个范围的疼痛，包括老百姓说的"心口窝疼""心口疼"。这种疼痛包含心脏或心包的疾病引起的疼痛，也有胃病引起的疼痛。根据疼痛产生的原因不同，心胃疼痛分为虫痛、注痛、气痛、血痛、悸痛、食痛、饮痛、冷痛、热痛九种。所以，疼痛不能一概而论，一定要找准病因，下面依次给大家介绍。

二、辨证要点

辨虚实　明轻重

对于心胃疼痛，要辨别疾病的虚实，明确病情的轻重。

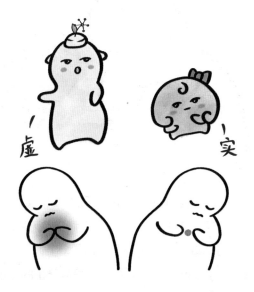

　　辨别清楚疼痛的虚实是关键。实证的疼痛表现为不敢按压或触碰，或吃东西之后，疼痛加重，脉搏跳动有力。虚证的疼痛却是喜欢用手按着或者抚摸疼痛的地方，在吃完东西后会有所缓解或者不疼了，患者的脉搏跳动也没有力气。

　　一般而言，实证的患者非常着急治疗，往往都是急症，感觉疼痛难以忍受。其实，这种疼痛治疗起来也比较快，容易康复。相反，虚证疼痛往往觉得不治也行，能够耐受。这种疼痛真正治疗起来就比较慢，需要相当长一段时间。当然，很多时候会有虚实夹杂或正虚邪实的复杂情况，治疗起来难度就更大了，患者会时不时就疼。

疼痛是因为堵了，气血不通引起的。

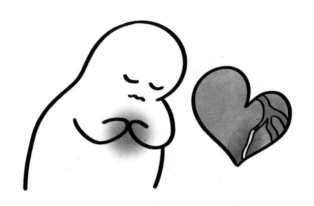

　　大家都有过胳膊或腿被压的疼，或者手指头被勒的疼的经历。如果把压或勒的东西去掉，过一会儿胳膊、手可能就不疼了。这种压或勒，都会导致经络气血不通畅，就是堵了，气血不能正常通行。营养送不过去，就会产生胀感。同时，身体产生的垃圾也排不出来，与胀的感觉一起刺激，产生疼痛。

　　身体里面的疼痛也是这样，各种原因让气和血不流通了，都会引起疼痛。中医不是有一句经典的话嘛——"痛则不通，通则不痛"！

通不痛　调和（hé）奉

人体气血调和通畅就不痛了。

把郁滞的气散开，可以帮助血正常运输；把瘀血化开，阻滞的气也能正常运行。所以，气血调和通畅了，能够很好地营养全身，就不会出现疼痛了。

哪些原因会导致疼痛呢？

三、有虫了

一虫痛　乌梅圆

第一种是虫痛，使用乌梅丸治疗。

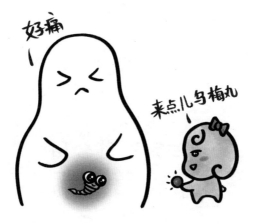

虫痛是指身体里有寄生虫，比如绦虫、蛔虫等。虫子在体内蠕动，或者钻、顶，甚至破坏身体里的正常组织，都会引起疼痛。患者会感觉到钻顶样痛。患者的脸色常常一会儿红色、一会儿青色、一会儿白色，嘴唇和舌头上会出现小白花样的点点，上腹部一会儿疼，一会儿不疼，吃东西之后，疼痛会剧烈。因为吃东西后，虫子们也赶紧来吃，活动就多，所以，疼痛也就明显加重。

大家一般认为，寄生虫是因为我们吃了不干净的东西才有的。而中医认为，这也与风有关。因为"風"字里面是带虫的，还记得吗？中风那部分提到过。风往一个方向吹，有东西一挡，就会改变方向，到处窜。而这个虫痛呈阵发性，疼痛部位不定，一会儿这儿疼，一会儿那儿疼，这些特点与风很相似。当身体里有的地方热，有的地方寒，存在温度差，就会形成气流，气流就是风，而"風"就会生出些不正常的虫子，这些虫子就随着风到处动。患者脸上一会儿白，一会儿红的，也在提醒身体里面有一阵儿冷、一阵儿热的情况。

既然是身体里有寒有热，那治疗就用治疗寒热错杂的乌梅丸，把寒热调和均匀了，自然就没有虫子闹腾了。

四、惊着了

二注痛　苏合研

第二种是注痛，研磨服用苏合香丸。

注，三点水偏旁，就像流水，注入人的身体。究竟是什么流到身体里面呢？进入深山老林或者古庙后看到奇异的东西，受到惊吓；或者是一些秽浊之气注入人的身体，让人的气血不能正常分布，就会出现注痛。患者的脉象会忽大忽小，或者两手的脉就像两个人一样，一边的脉大，一边的脉小。有注痛的时候，就研磨服用苏合香丸。

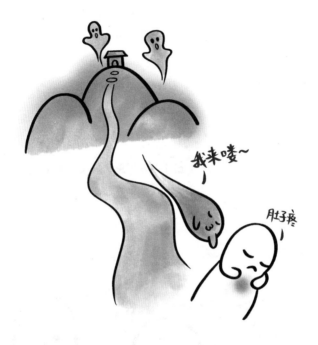

苏合香丸里有苏合香、安息香、冰片、水牛角、麝香、檀香、沉香、丁香、香附、木香、乳香、荜茇、白术、诃子、朱砂等芳香走窜、温中健脾、重镇安神的药物，能够芳香辟秽，行气止痛。所以，我们进入深山老林或者古庙，可以佩戴芳香辟秽的香囊，防止出现这种注痛。

民间有这样的习俗。南方端午节后流行佩戴香囊，主要是因为南方湿热，端午节阳气充盛，在洞穴泥土之中的各种毒虫，会爬出洞穴，各种生物（包括微生物）生长都进入活跃时期，就会有部分有害气体产生出来。这时候，空气中就会有秽味或臭味。香囊中大多是艾草、白芷、川芎等具有芳香气味的中药，既能除秽味，又可以提神，还可以防蚊虫叮咬，一举多得。

现在，在流行性感冒暴发时，也有人会用专用配方做成香囊，防止感染。

五、生气了

三气痛　香苏专

第三种是气痛，可以服用香苏饮。

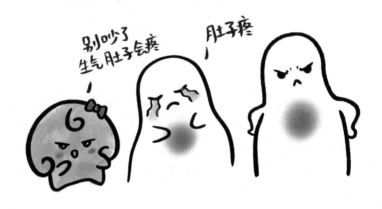

一说到气，大家最熟悉的就是空气。看不见，摸不到，但它却是我们生活的必需品。大家可能听到过"人活一口气""气死我了""真生气""气得肚子鼓鼓的"这样的话，这里的"气"说的就是人身体里面的气。

人身体的气，有父母给的"先天之气"，也有吃喝之后消化形成的"后天之气"，还有呼吸得来的"自然之气"。三种气在人体内不停运行，维持着人体的生命活动。如果气不通畅，疼痛就产生了。

气为什么会不通畅呢？很大程度是因为受情绪影响，心情不愉快，身体就不舒服。因为心情不愉快的时候，身体里的气就不能正常运行，这边堵住了，气就要往别的地方走，如果气走不过去，就不能推着血通过，局部就会疼痛。

这种疼是一会儿这块疼，一会儿那块疼，没有一个固定的位置。还有些人有时会打嗝、叹气，气在胃肠道里到处乱走的时候，会听见肚子里咕噜噜的声响，这都是气不顺的表现。

吃药的话，可以选用香苏饮这类方子。香苏饮由紫苏叶 12 克、陈皮 6 克、香附 12 克、炙甘草 3 克组成，具有很好地发散风寒、行气导滞的作用。疏散了郁滞的气，气痛可能就好了。

另外，"心病还需心药医"，治疗情绪原因引起的病，用调整心情的方法更好。根据五行相克理论，金克木，木克土，土克水，水克火，火克金。悲忧（伤心）属金，怒（生气发怒）属木，思（想太多）属土，恐（害怕）属水，喜（高兴）属火。悲伤太过了，要平衡一下情绪，就要来点高兴的事儿，这就是古代传下来的"冲喜"的方法。

再举个例子，因为生气引起的疼痛，可以听一些悲伤的音乐或者看一场悲伤的电影，情绪调和平和了，自然也就不疼了。还可以按压太冲穴、合谷穴等调整气机，或者跑跑步运动一下，到户外走走，使气机调达了，也就不疼了。

六、有瘀血

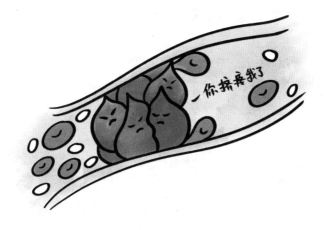

　　血痛，指的是瘀血疼痛。大多是因为受寒，或心情不好，气不顺，致使血液流动不起来，结成血块，堵在身体里面，"不通则痛"。这种疼痛总在一个地方，像针扎一样，有时还会在肚子上看到或摸到一块一块的疙瘩，拉出来大便带一些黑色、暗红色的东西。治疗这种疼痛首先想到用失笑散。失笑散里有五灵脂、蒲黄，能活血化瘀，散结止痛。

　　为什么叫失笑散呢？很多人因为瘀血疼痛表情痛苦，用过药后，不知不觉疼痛消失了，欣然一笑，所以叫"失笑散"。看，方名把治疗前后的过程都表达出来了，古人是不是很有意思。当然，瘀血太重了，大便都排不出来了，就需要用桃核承气汤之类的方子了。这类方子性质太烈，一定先要找医生看看，不能自己随便用。

预防血痛有没有什么办法呢？平时少吃寒性及生冷食物，保持情绪愉快，多做运动。如果已经有这种疼痛了，可以多吃点儿辛（轻微的辣）、香的食物，如黑醋、陈皮、山楂、胡椒粉等，这个味道有走窜的特点，可以理气活血。也可以多晒晒太阳、做一做艾灸，让身体阳气充足，推动血液流动有力。

七、虚了

五悸痛　妙香诠（quán）

第五种是悸痛，服用妙香散。

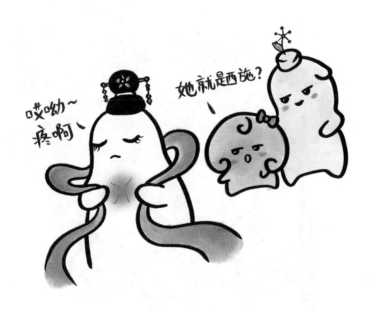

悸痛是一种虚性疼痛，主要是气血不足。症状是有时疼，有时不疼，隐隐约约，总觉得有点儿不舒服。关键是疼得不厉害，持续很长时间，疼痛的部位喜欢用手捂着，吃点儿东西疼痛可以缓解，脉搏没有力。这时候可以用妙香散，里面有麝香、木香、山药、茯神、茯苓、黄芪、远志、人参、桔梗、甘草、朱砂等，能益气定悸，还能顺气安神。还可以多吃点儿补养的食品，像乌鸡、羊肉、鹿肉、大枣、陈皮等。

另外，也可以做做督灸、晒晒太阳、睡子午觉，让身体更快地恢复。子时（23:00—01:00）是胆经主时，胆经气血不受扰动，正常运行，能更快地修复身体的损伤。午时（11:00—13:00）是心经主时，此时睡觉，心脉得到了休息，对于人体的恢复很关键。

八、吃撑了

六食痛　平胃散

第六种是食痛，使用平胃散。

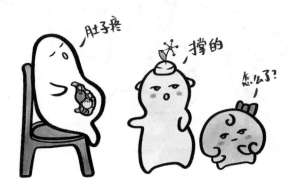

食痛，顾名思义跟食物有关。这里是指吃得太多，撑着了，胃没有力气向下推这些食物，胃被撑起来，引起疼痛。老话说的"吃饱了撑的"就是这种，所以吃个七八分饱正好。这时的胃疼常常伴有打嗝、吐酸的症状，你用手摸摸都能摸到胀大的胃。

平胃散主要是治疗这种胃痛。平胃散由苍术12克、厚朴9克、陈皮6克、甘草3克、生姜3克、大枣2枚组成，能燥湿健脾、消食导滞。

平时如果感到吃多了，但是还没到疼的地步，怎么办呢？可以用点儿山楂、麦芽等消食；用点儿保和丸、大山楂丸也行；再不行也可以吐出来点儿，就像喝酒喝多了，一吐就能缓解了一样。

九、有水了

七饮痛　二陈咽

第七种是有水停在身体里面的饮痛，服用二陈汤。

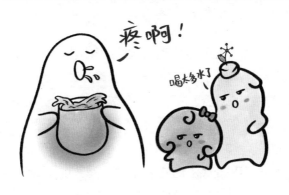

饮，我们第一反应，是喝水。这里的饮痛，可以理解成水太多了，停聚于身体里导致的疼痛。这种疼痛会吐出清水来，或者听到肚子里明显的咕噜咕噜的水声。饮痛，往往是脾胃功能下降，没有力气把身体里的水正常地运送到各个地方，水就停留或汇聚到某个地方，出现疼痛。治疗用二陈汤，二陈汤由半夏6克、陈皮3克、茯苓9克、炙甘草2.4克、生姜3片组成，能让脾好好干活，把水化掉。如果严重的饮痛，出现水肿或胸水、腹水的，就要用十枣汤之类的猛药了，这时候，一定要找个好的中医大夫给看看。

生活上，要保养脾胃，可以多吃点儿生姜；也可以吃点儿能行气祛湿的食物，如冬瓜、西瓜皮、陈皮、薏苡仁等。其他如运动、保持心情舒畅、晒太阳，都能帮助身体快速恢复。

十、冷了

八冷痛　理中全

第八种是冷痛，服用理中汤。

冷痛，就是寒冷性质的疼痛，往往感觉身体冷，喜欢温暖，口不渴。这种痛，通常是喜欢吃生冷，时间长了，脾胃的阳气就伤了，阳气伤了，就消化不了生冷的东西了，再吃就不敢吃了，所以，经常听到有人说"我以前吃，没事儿啊？""我没吃什么不好的东西啊？"以前吃没事儿，那是以前的阳气还够消耗一阵儿的；觉得没吃什么不好的东西，是因为一直不知道这个东西有问题。有人说，那别人吃怎么没

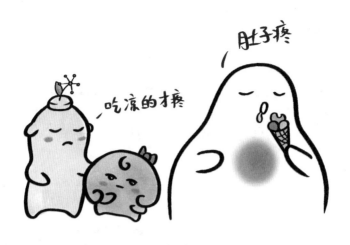

事儿？别人的阳气比较足。

　　中国人，一日三餐，粗茶淡饭，做熟了，趁温热吃，是正常的饮食习惯。有人说，欧洲人喝的基本都是冰镇的，那是因为欧洲人搭配着吃的基本都是烤牛排，调料都是胡椒粉，这些都是热性食材。当然，还有最重要的一点，人种不同，体质也不同。所以，在吃的问题上，照搬未必就好。

　　冷痛，用理中汤为主治疗。理中汤由人参 9 克、白术 9 克、炙甘草 9 克、干姜 9 克组成，主要作用是温中散寒，健脾益气。也可以做艾灸，灸中脘穴就可以，一次灸 30 分钟以上，灸到上腹部全热了就可以。

　　在这里，还要提醒大家，天冷就要多穿衣服，少穿衣服的那种"美丽"真的会"冻人"！特别是女孩子，更要注意，裤子或袜子长点儿，把脚脖子护起来吧；上衣长点儿，把肚脐和腰盖起来吧；低胸装和露背装在天热时再穿吧；少吃点儿冷饮吧；多活动活动，晒晒太阳吧。要知道，平时一些小细节，决定的是大健康。

十一、热了

九热痛　金铃痊 (quán)

第九种是热痛，服用金铃子散。

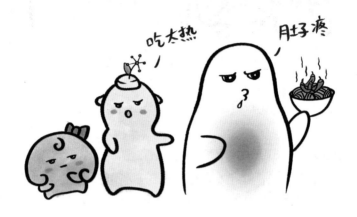

热痛，就是由热引起的疼痛。这里的热痛，是指心情郁闷，都憋出火来了，出现火辣辣的疼痛。疼痛一般在胸部，连带两侧胁肋部，就像火烧一样地疼（类似带状疱疹的疼痛）。患者性情急躁，动不动就发火，口苦，想吃点儿凉东西，舌质红，舌苔黄，脉绷紧，就像琴弦一样。这时候用金铃子散治疗。

金铃子散就是川楝子（去核用）和延胡索等比例研成细末，用酒调服下。川楝子能疏导肝气，泄肝火；延胡索能活血、行气、止痛，这两味药相配，一个能泄气分的热，一个能化血分的瘀滞，使肝火清，气血调和，自然就不疼了。

平常怎么预防这种热痛呢？关键在于别生气，不动怒！那就需要不熬夜、不缺水、清淡饮食、适当运动，外加做自己能胜任的工作。不熬夜，就减少肝血的消耗，能适当养养肝；不缺水，就能保证体内液体的供应，使肝不会因为阴津不足而失养；清淡饮食，体内就不会产生过多的热性垃圾；适当运动，可以帮助身体正常代谢，释放一下压力；做自己能胜任的工作，就不会因为做不了而心急了。

已经出现这种热痛了，除了治疗外，生活上还可以多吃点儿猪肝或鸡肝，以形养形；喝点儿菊花茶，吃点儿芹菜，清清肝火；吃点儿萝卜、佛手散散气；吃点儿荸荠（马蹄）、梨、柚子等水果清热养阴，有助于平肝火。

腹中痛　照诸篇

腹痛都可以参考上面的方法进行调治。

导致疼痛的最根本问题是不通，不通的原因，上面提到的九种基本都概括了，所以，不单是腹痛，其他所有疼痛性疾病，都可以参考上面的内容进行调理。

金匮法　可回天

《金匮要略》中关于腹痛的治疗方法，效果十分突出。

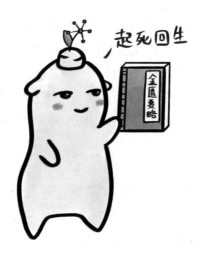

诸方论　要拳拳

其他各种古籍方论也一定要切记。

　　九种痛法都有相应的治疗方法，但临床很复杂，为了精确把握病症，还是要多读经典。

十二、胸痹的原因

又胸痹　非偶然

还有胸痹的发生，不是偶然的。

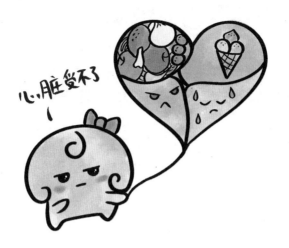

心脏受不了

胸痹是以胸部闷痛，甚则胸痛彻背，喘不过气来、躺不下去为主症的疾病。轻的感觉胸闷，喘气有点儿费力；重的就会胸痛，再严重的，就前胸、后背都痛。是不是感觉像心绞痛、心肌梗死的表现？是的！所以，这类心脏病可以参考调治。

胸痹是什么原因导致的呢？

一是寒邪内侵。当人体阳气不足的时候，寒邪容易入侵，使血管收缩，血液瘀滞，心血管堵上了，就会出现这种疼痛。

二是饮食不当。饮食过于油腻，或过甜、过咸，过饱了，导致脾胃过度劳累，不能正常运化，身体里的痰湿就重了，痰湿堵在心血管里面，就会出现胸痛。平常说的血脂高，血液黏度高，血管里面形成斑块，导致胸痛，就是这种情况。

三是情志不遂。想要的得不到，却总想要；想做的做不到，心情也不好。这时候，就影响了气的正常运行，气滞后既可以出现血瘀，又可以生成痰湿，把血管堵了，也会发生胸痹。

四是过度劳累。年纪大了，心血管用的时间长了，算是一种过度消耗；还有，年纪不大，工作压力太大，过度消耗心血，导致气血不足，不能正常营养心脏，也不能正常推动血液运行，出现堵塞，或者直接没有血液供应，导致胸痹的发生。过劳死的，大多跟这个病有关。

所以，安排好自己的生活，防止这些病因是最关键的。

十三、胸痹的防治

薤（xiè）白酒 妙转旋

瓜蒌（lóu）薤白白酒汤类方，可以治疗这个病。

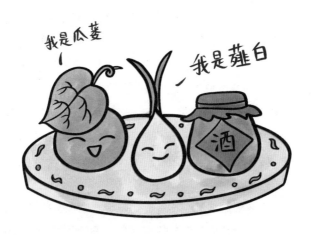

我是瓜蒌
我是薤白
酒

以瓜蒌薤白白酒汤（瓜蒌实 24 克，薤白 12 克，白酒适量）为代表的方子对胸痹有很好的治疗作用，可以随症状加减调整药物使用。瓜蒌味甘，性润，甘能补肺，润能降气，能让痰湿下行，改善喘不上气来的问题。薤白，别名很多，如小根蒜、山蒜、苦蒜、小么蒜、小根菜、大脑瓜儿、野蒜等，味辛、苦，性温，辛能散，苦能降，温能通，可以散寒气，通心阳。大多数人吃了它会放屁，肚子里的气一通，胸里面的气也就松了。所以，有机会可以用薤白煎鸡蛋吃，对心阳不振的患者很有好处。白酒，味甘、辛，性大热，能入十二经，通行血脉，助瓜蒌快速化痰湿，帮助阳气进入心脉。不喝酒的人如果感觉胸口不舒服，吃点儿酒酿（醪糟）也行。如果已经出现胸痹了，那必须用白酒了。

虚寒者　建中填

虚寒引起的胸痹，用大建中汤。

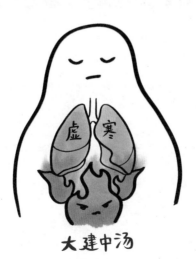

大建中汤

如果心胸寒气盛，脾胃中焦的阳气不足，这种虚寒性的胸痹，会表现出心腹冷痛，呕吐不能吃东西，寒气向上冲，出现腹部皮肤隆起，像有头有足的样子，疼到不能碰，这时候要用大建中汤。大建中汤由蜀椒 5 克、人参 10 克、干姜 15 克、饴糖 180 克组成，可以温阳补虚，散寒止痛。因为寒邪阻塞上面和中间，所以用人参、干姜来开启上焦的阳气；用饴糖来补中益气，健脾和胃，以固护中焦；用蜀椒下气散寒的功效，使上逆的气下降，并帮助下面命门阳气生发。

以建中汤为名的方子还有小建中汤、黄芪建中汤、当归建中汤，都是以调护脾胃为主，脾胃位于身体的中间，所以名叫建"中"汤。临床上加减应用，可以调理不同的病症。

这种虚寒所致的疼痛，生活中要注意保暖，不能吃生冷的东西，可以用灸法。灸中脘穴来温暖脾胃，灸大椎穴振奋一身的阳气，灸关元穴和命门穴，补肾阳。

所有的心胃疼痛类型都介绍完了，大家可以根据情况，灵活运用。

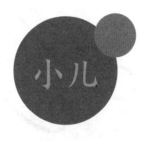

小儿

这里给大家介绍一下，小孩子常见的问题和怎么调养。

一、小儿常伤于寒

小儿病　多伤寒

小孩子最常见的病就是伤寒。

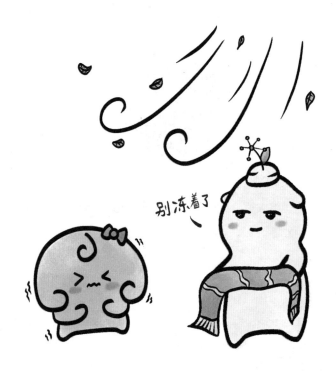

别冻着了

　　伤寒，前面跟大家已经介绍过了，有很多不同的情况。对于小孩子来说，最常见的就是受凉了。当然，还有小孩子自己的一些特点。

二、"饥"与"寒"的养护道理

稚阳体　邪易干

小孩子是稚阳之体，容易被外邪伤害。

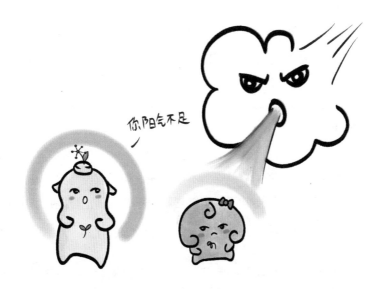

你阳气不足

形容小孩子，经常会用到"幼稚""稚嫩"这样的词儿。稚，就是幼小孩童、幼苗的意思。中医说，小孩子是"稚阳之体"，就是说，小孩子生长代谢旺盛，但很脆弱，容易受伤害，如果孩子吃穿活动安排不当，体外邪气就容易让孩子生病。老话说"若要小儿安，三分饥与寒"。其实是有道理的。

先看看"三分饥"的问题。小孩子消化吸收功能发育还不健全，吃到七八分饱就可以，不但不影响孩子的发育，脾胃也不会因为负担太重而受伤，导致伤食。另外，孩子好动，七八分饱可以让孩子很好地去做各种活动，有效降低患阑尾炎的风险。这里要提的是，很多人可能还不知道什么是伤食？伤食是孩子常常出现的一个问题。就是吃多了，肚子胀，不愿活动，接下来几天也不愿再吃东西。还可以看一下孩子的舌苔，如果舌苔厚了，那提示可能就是伤食了。

那怎么知道孩子吃到七八分饱了呢？通常情况下，孩子吃到七八分饱，基本就不急着吃了，心里惦记着去玩儿而不想吃，这时就不用逼着孩子吃了。婴幼儿需要家长仔细观察，每次喂养能自然间隔2小时左右，就说明孩子能吃饱。婴儿饿了先是小嘴动，再胳膊、腿、全身活动，逐渐由哼唧到哭闹。如果是突然哭闹，很可能是肚子不舒服或者要拉，或者是尿了。家长要多注意观察，摸清规律。

也有这样的孩子，总是吃得不多，还很瘦，家长需要考虑孩子脾胃功能受伤了。受伤的原因可能是吃得不合理，也可能和情绪不好有关，需要有针对性地调理。

再来说说"三分寒"的问题。小孩子不分男女，相对于成年人来说都属于"阳"。他们活泼好动，平均体温也要比成年人高。基于这种阳热的状态，小孩子穿衣服不能过多。只要孩子的手脚挺热乎，摸着颈部没有汗就是合适的。如果有汗，那就是热了。一个劲儿活动，成年人也会觉得热吧，孩子天性好动，衣服穿多了就容易出汗，出汗再受点儿风，就容易感冒。另外，包得太严实了，还可能影响孩子长个儿。

三、发热的分析

凡发热　太阳观

孩子如果发热了，就从太阳经进行诊断。

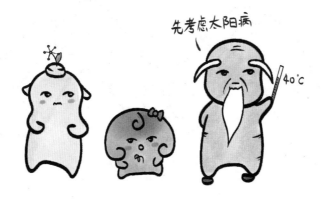

先考虑太阳病

40℃

太阳不是天上的太阳，是身体的太阳经，它是身体的第一道防线，如果有外来的邪气侵犯，太阳经首先会奋力反抗，表现出来的症状就是发热。很多小朋友不喜欢发热，孩子一发热，家长也会很紧张。发热是因为孩子体内的正气正在和外邪交战，所以发热不一定就是坏事。

只要有外邪伤了太阳经，就可能会出现发热，头和颈部不舒服。要是风寒外袭，会有怕冷、头和颈部僵硬疼痛的症状；要是伤风，就有出汗、怕风的症状。

孩子如果太小，不会说话，表达不出来，怎么办呢？家长可以观察孩子有没有发热，出不出汗，身体是不是缩着，就知道是寒还是热了。寒是缩着的，热是伸展开的，甚至会烦躁地蹬开衣被。

热未已　变多端

如果发热持续不退，病情就会出现很多变化。

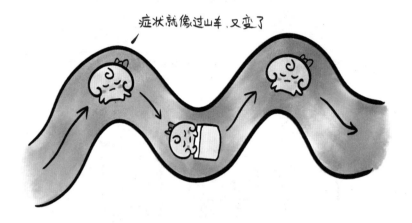

孩子往往不只有发热，可能还有其他症状，有的孩子可能会出现眼向上翻、身体向后挺、牙关紧闭、手脚抽搐的症状，这叫"惊风"。这是因为邪气扰乱太阳经经气，足太阳膀胱经循行经过眼睛、头、颈部、后背到腰、到腿，所以会出现这些症状。这时候一定要找中医大夫看看，开点儿桂枝汤类方喝下，出汗后，再喝粥调养。

当然，孩子一病，大人就心焦了，怎样才能让孩子少生病呢？除了掌握"三分饥和寒"，妈妈们平时也可以多给孩子捏捏脊或者是搓搓后背，对孩子健康是有好处的。

太阳外　仔细看

如果疾病表现不是太阳经病症，那就需要仔细辨别了。

通常情况，外来邪气侵犯人体后，发热也就持续3天左右，如果发热持续时间长，这时候邪气可能就传到别的地方。治疗的话，就需要有经验的中医来看看了。

遵法治　危而安

遵循医圣张仲景所写的《伤寒论》和《金匮要略》中的方法进行治疗，即使是危急的病也会转危为安的。

四、吐泻的分析

若吐泻　求太阴

如果出现呕吐、腹泻，就要考虑太阴病了。

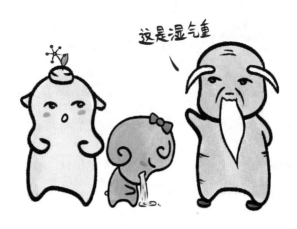

　　孩子发热的同时还有呕吐，拉肚子，不愿喝水，时不时肚子痛，手脚还比较温暖的情况，这是体内湿气重，属于太阴病，治疗大多可以用理中汤一类的方药，但是切记！用药一定要找中医大夫。

吐泻甚　变风淫

> 呕吐、拉肚子时间一长，就出现肝木克伐脾土的症状了。

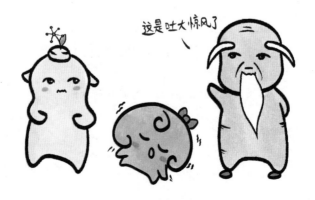

淫，这里是"过度"的意思。随着病情的发展，孩子呕吐、拉肚子时间长了，就伤了脾胃。前面我们提到小孩子脏腑娇嫩，脾胃也很弱，所以非常容易受到损伤。在中医五行理论中，脾胃属土，肝属木，木会克土，如果五行都正常，那还能保持平衡。当脾胃虚了，肝就会欺负它，肝风动了，就会出现风邪致病的特点，就是抽动不安，这时候最容易影响四肢，会出现手脚的抽筋症状。这里的抽筋和前面的"惊风"不一样，惊风是以头身为主，这个是四肢抽动。如果平时孩子脾胃功能养护得好，就不会轻易出现这种情况了。

怎么养护呢？又回到上面讲的，就是吃饭要七八分饱，不能吃太饱，也不能饿着。

五、慢脾风

慢脾说　即此寻

慢脾风的说法，就来于此。

这是慢脾风

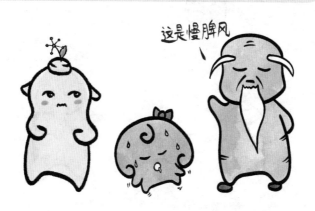

"慢脾风"是什么？慢脾风是古代小孩子常见的一种病，表现为昏睡，摇头闭眼，额头出汗，脸和口唇发青、发暗，时不时呕吐清水，声音嘶哑，四肢发冷，手脚微微抽动。（怎么感觉快不行了？）大多数是因为吐泄时间长了，脾胃虚弱，肝也得不到营养，不能正常分配气血到全身了，控制不了身体里的气，气就乱动，所以，出现"手足微微抽动"这种类似"风"的特点。生病的孩子往往虚脱而死。陈修园老先生认为，慢脾风其实就是太阴病。根据伴随症状不同，依据《伤寒论》的理论，分别使用不同的方子进行治疗。

六、辨证治疗要点

阴阳症　二太擒

一切小儿疾病，阴证从太阴经上治疗，阳证从太阳经上治疗。

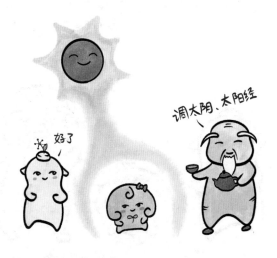

调太阴、太阳经

好了

中医有一个"开枢（shū）阖（hé）"的理论，三阳经中太阳经为开，三阴经中太阴经为开，这两条经脉是伤寒入侵时，人体阳经和阴经的第一道防线，也是治疗伤寒最关键的两条。所以，治疗时抓住太阳经和太阴经就可以了。

千古秘　理蕴深

这是千古之秘，理论含义深刻。

即痘疹　此传心

"痘"指的就是天花。即便是天花、麻疹这一类的病症，从太阴、太阳两经进行治疗也是可以的。

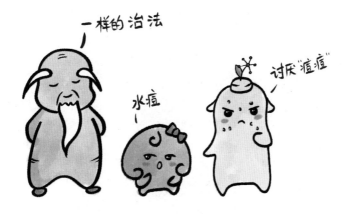

一样的治法

水痘

讨厌"痘痘"

天花的临床表现为寒战、高热、乏力、头痛、胳膊腿和腰背部都酸痛，严重时会出现昏迷、全身抽动，皮肤会逐渐出现红斑，红斑再肿起来，再上面出水疱，水疱里面再出脓，大约 1 个月后结痂、脱痂，遗留下瘢痕。这个病在古代病死率很高。

麻疹的临床表现为发热、咳嗽、咳痰、眼发红，全身红色小点儿。红色小点儿先从头上起，再到胳膊、到腿。虽然大部分自己能好，但具有传染性，并且得病后，孩子嘴里会疼，眼也疼，很不舒服。

现在有预防接种，所以这两个病基本上看不到了。但是，水痘这类传染病还时有发生，也可用《伤寒论》的治法。

惟同志　度金针

惟有志同道合的人，才可以传授给他这些治病的方法。

度金针：比喻传授秘诀。

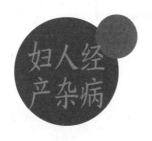

妇人经
产杂病

成长发育是每个人都要经历的，但是整个过程你又了解多少呢？它对健康的影响又有多大呢？这一章我们就来介绍一下女性、男性生长发育的规律，了解女性生理特点、女性常见疾病的预防和治疗。

一、妇科圣方四物汤

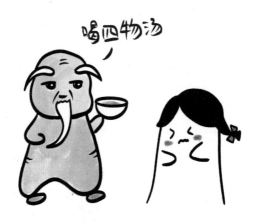

妇人病　四物良

四物汤是治疗妇科疾病的常用处方。

妇人病是指女性特有的疾病，也就是妇科疾病。女性有"经、带、胎、产"（月经病、带下病、妊娠病、产后病）四方面问题。

月经病，就是月经周期不准，或者伴随月经期及经期前后几天的各种身体不适。

随着月经有规律地出现，阴道内就会有白色稀糊状或蛋清样、无腥臭的液体排出，这就是白带。在两次月经中间那几天会多些，其他时候不明显。如果白带过多，或者有异味，或者颜色异常，都是病态的，就是带下病。

妊娠病，就是怀孕期间种种不舒服的病症，包括难产等。

产后病，就是妈妈生完宝宝后气血大伤而出现的一系列病症。

治疗这些疾病，最常用的就是四物汤。四物汤由当归、川芎、白芍、熟地黄各等分组成，能活血补血、养阴养肝，被称为"妇科圣方"。妇科病大多是因为气血不畅或气血不足导致的，四物汤正好可以针对病因进行治疗。临床治疗妇科病常以四物汤为底方，加减药物进行调理。

二、月经正常的含义

月信准　体自康

女性月经正常，身体自然健康。

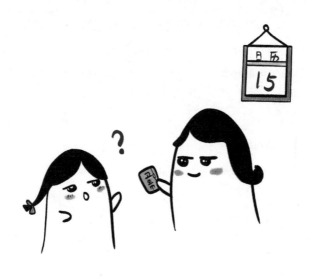

月信就是指月经。月信准就是指月经正常。

月经是什么？月经是血。从哪儿来的血呢？每隔 1 个月左右，子宫内膜就会脱落一次，就会出一次血。千万别担心，这是好事，因为有了月经，就标志着女性在性别上发育成熟了。

什么是子宫呢？"子宫"就是没出生的宝宝居住的宫殿，这个宫殿就在妈妈的肚子里（具体位置在女性的小腹部下方正中）。子宫可以提供给胎儿生长发育所需要的一切。

男性与女性不同。男性没有子宫，所以男性不能生宝宝。男性有阴囊（就是两腿之间的那个袋子）和阴茎（就是撒尿的小鸟），阴囊里面有睾丸（就是袋子里面的两个球），负责生成精子。成熟的精子由阴茎这个管子输送到女性的子宫里，与女性子宫里成熟的卵子结合，形成受精卵，女性就怀孕了，就要当妈妈了。宝宝呢，就在妈妈的子宫里慢慢长大。在这个温暖的地方，小宝宝要待足 10 个月，才能出生。

所以说，男女这些不同的器官，都是为生小宝宝准备的。这些器官如果不保护好，不单单是局部会生病，生小宝宝都会成问题。另外，如果没有准备好抚养自己的小宝宝，这些器官也不要随便使用啊。

怎么算月经正常呢？

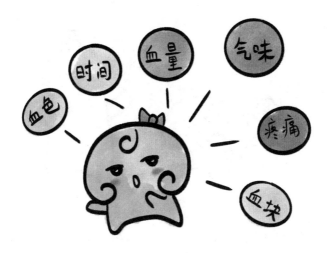

　　月经正常，首先是在正常的年龄来月经，其次是时间规律，28天左右一次；月经量要合适，正常经量为 30~50 毫升；颜色鲜红或暗红，有细小的碎屑，无明显的血块；没有明显的异味，没有伴随的其他身体不适，如肚子疼、腰痛、腰酸、乏力、烦躁不安等。很多人认为，月经按时来就是月经正常了，这是远远不够的。

　　正常的来月经年龄是多大呢？14 虚岁。《黄帝内经素问·上古天真论》曰："女子七岁，肾气盛，齿更发长。二七而天癸至，任脉通，太冲脉盛，月事以时下，故有子。"意思是，女孩 7 岁（虚岁）的时候，肾气逐渐旺盛，开始换牙了，头发长得更快了，变得浓密黑亮，"黄毛"丫头就变成了黑发少女。这时候，孩子第二性征开始发育，有了性别意识，家长应该鼓励孩子分床睡。二七 14 岁（虚岁）时，任脉和太冲脉也都发育旺盛了，就要有月经了。

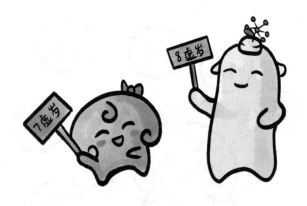

　　现在有很多女孩子，不到 14 岁（虚岁）就来月经了，除了疾病引起的之外，往往和过量的激素摄入有关。作为家长，一定要注意孩子的食品安全，尽量少吃垃圾食品。另外，"主食"之所以被称为"主"食，就是因为它应该是我们主要的食物。在人类历史中，它的地位不容颠覆。千万不能主次颠倒啊！

三、经期调护

　　女生来月经后，就需要注意月经期间的保健了。在经期不做剧烈运动。剧烈运动会耗伤气血，气血不足了，月经可能就停了。要保持情绪愉快，不生气。很多人会有种感觉，经期特别容易生气，因为肝血在消耗，肝阳就有点儿收敛不住，就想发脾气。这时候家人和朋友尽量包容一下吧。当然自己也要克制一点儿，要学会自我开导。因为生气往往会导致经血排出不畅，特别容易出现月经不调、痛经、子宫肌瘤、停经、甚至妇科相关的恶性肿瘤。

　　经期有两个容易忽略的问题，一是吃生冷的食物，二是洗头。生冷的食物容易伤阳气，阳气不足后，不能顺利地将经血排出体外，引起痛经。过多地吃生冷的食物，体内寒邪也会聚集，直接导致痛经。长此以往，也会出现子宫肌瘤之类的疾病。所以，女生经期尽量不喝冷饮，少吃水果（水果多数也偏凉）。

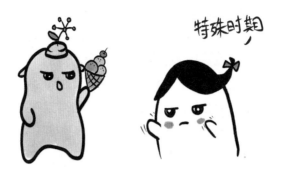

特殊时期

有一种治疗月经出血不止的方法，就是洗头发，是不是很神奇！为什么会这样呢？因为，"发为血之余""肾，其华在发"。肾中藏着与生育密切相关的先天之"精"。肝经循行直接上达"巅顶"，而肝藏血的功能又与月经密切相关。就是说，头发与肝肾功能都有关，而月经也与肝肾功能有关。洗头发影响了头发和头皮的气血运行，也就影响了肝肾功能对月经的调节作用。头发湿了以后，湿气会使头发和头皮的气机停滞。同时，水分蒸发也会消耗并带走一部分阳气，头皮的血管也会收缩，通过肝肾功能对子宫的影响，使子宫里的血管也收缩，经血就不往外出了。所以，经期尽量不洗头！

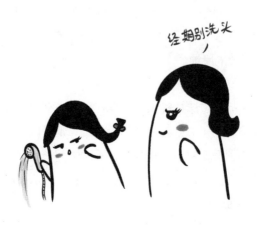

经期别洗头

四、男子同期发育特点

说女生的同时，也得说说男生。"丈夫八岁，肾气实，发长齿更。二八，肾气盛，天癸至，精气溢泻，阴阳和，故能有子。"意思是说，男子 8 岁（虚岁）的时候，肾气满了，头发长得快了，粗壮了，换乳牙了。16 岁（虚岁）时，肾气旺盛，往外流了，精子开始产生了，就有生育能力了。当然，这时候因为肾气已经满溢了，还会出现遗精的情况，这是正常现象。身体上虽然做好了生育的准备，对于男生来讲，心理上还差得很远，所以，男孩子还要控制好自己的身体冲动。冲动一旦不节制的话，可能早早就出现腰酸腿软，对女孩儿不感兴趣，尿痛、尿不尽等情况了。等到长大了，想要个属于自己的孩子可能就难了。

五、青春期的提醒

其实，在女生 14 岁（虚岁），男生 16 岁（虚岁）之前几年，她们可能就已经进入青春期了。女孩儿会感觉到胸前乳房变大，有点儿胀痛，乳腺开始发育了；男孩儿长出喉结，嗓音开始发生变化，变声了。胡子也长出来了，需要剃了。这时候不管男女，都可能脸上长痘痘，腋窝和阴部长毛。这些都是男女正常的性别发育标志，出现了，说明孩子又长大了一些。父母应该提前进行健康知识普及，避免出现不必要的麻烦。

我就曾经听说过这样的事情，现在想想也很可笑。有一位朋友告诉我，她发现儿子关上阳台的门晒太阳，她开门一看，孩子正在晒阴部，还特别懊恼地说"都潮了，不晒晒都长毛了！"显然这是父母没有提前给孩子做好生理健康知识教育。为人父母，一定要提前给孩子普及相关知识。

六、月经提前的调治

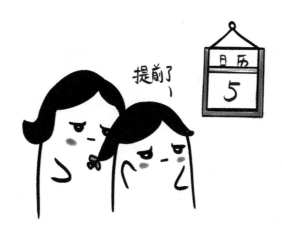

渐早至　药宜凉

月经逐渐提前到来，要用凉性的药物。

一般来说，月经经期提前7天以上、连续发生2个周期或以上，称为月经先期，主要是因为有热邪迫使血液妄行。少数是因为气虚固摄不住经血。治疗热邪导致的月经先期，以凉性药物为主。下面我们就具体分析一下。

有的人阳气充足，脾气比较急，或者过量食用辛辣食物和热性的补品，或者天太热了，或者蒸桑拿了，出现月经提前，量多，色深红，质地黏稠，经血流出时伴阴部灼热感，口渴，喜冷饮，大便干，尿黄。这时候就要注意少吃辛辣食物和热性的补品，找个凉快地儿待着，多吃点儿水果和蔬菜，也可以喝点儿绿豆汤、绿茶。

有的人长期心情抑郁，郁久化热，导致月经提前，量或多或少，色紫红有块，胸胁或小腹或乳房胀痛，心烦易怒。这种情况关键是调节情绪。

还有的人久病或失血较多，伤阴了，阴血不足，相对虚火盛了，虚热导致月经提前。这种月经先期表现为月经色红，质黏稠，量少，口渴，但喝不多，两个脸颊发热，红扑扑的，手、脚心发热，烦躁。这种情况得补血养阴。吃点儿乌鸡大枣枸杞汤、牛肉羹、八宝粥、甲鱼汤、鸭血粉丝汤、血肠等补补气血。

不同类型的热，迫使经血提前，都要用些凉性药物。

当然少数人因为想得太多，伤及脾胃，或者饮食不当，或者劳累过度，消耗气血，导致脾气虚弱，无法统摄血液，也可能月经提前。这时候就需要吃一些补气血的补品。

七、月经推后的调治

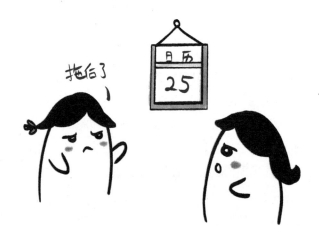

渐迟至　重桂姜

月经逐渐推迟到来，要重用干姜、肉桂等温性的药物。

月经经期推后 7 天以上，连续 2 周以上，为月经后期。大多是由于寒邪导致的，少部分由于血虚、痰湿、气滞所致。

有人是虚寒，就是阳气不足，不能温煦胞宫（子宫），血遇寒则凝，经血运行缓慢，不能按时满溢，表现出月经推后，腰酸无力，手脚发凉，月经量少，色淡，小腹隐隐约约地疼，喜欢热敷，大便有点儿稀，小便色清。

有人是实寒，多是经期或产后受凉，或吃太多寒凉食物，寒凝血瘀，经血不能按时来，导致经期推后，出现月经延后，怕冷，手脚很凉，月经量少，色暗，有血块，小腹冷痛，热敷后疼痛能减轻。

血虚所致月经后期可能是失血过多，也可能是脾胃功能不足，气血生成不足，月经也会推后，表现为月经后期，量少，色淡红，小腹隐隐疼痛，头晕眼花，心悸失眠，面色萎黄或苍白。

痰湿导致的月经后期往往有阳虚的基础，阳不化水导致水湿停滞，日久生痰，痰湿阻滞，使月经推迟；或者因为吃肥甘厚味过多，运动量少，导致体内痰湿聚集，阻滞气血运行，出现月经推后。这类患者大多吃得少，但体形肥胖，面色㿠（huǎng）白，头晕头沉，胸闷腹胀，口淡黏腻，或有恶心、呕吐等症状，舌淡胖，边有齿痕。

月经后期属于气滞的患者往往平常一直都不高兴，气血不能正常运行，导致月经推后，表现出情绪烦躁易怒，胸胁胀痛，月经量少色暗，多有血块，小腹胀痛。

上面的这些情况中，寒性的用干姜、肉桂这类温性药物，可以温阳散寒；血虚的用温性药可以助气血生成；痰湿的用干姜、肉桂这类温性药可以温阳化湿；气滞的在疏肝理气的基础上，再用温性药，有助于气行血生。所以，月经推迟多用干姜、肉桂。

为防止月经推迟，平时适当运动，少吃生冷寒凉食物，尤其是经期要防寒避湿，做好保暖，特别是保护好脚踝、腰腹。另外，可以做艾灸，灸次髎、子宫、关元等穴位。

八、月经前后不定的分析

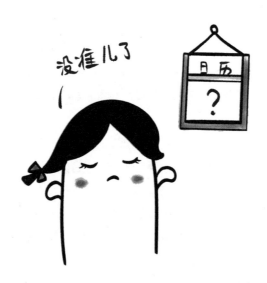

错杂至　气血伤

月经或早或迟，是气血损伤导致的。

月经周期不正常，有时提前、有时延后在 7 天以上，这种状况连续 3 个月经周期，称为"月经先后无定期"。这大多是因为肾虚、脾虚或肝郁导致气血损伤引起的。

在 20 周岁之前，因为肾气还没有均衡，气血时有不足，暂时不能使月经有规律地出现，会出现月经先后无定期。

更年期脏腑功能下降，肾气不足，或本身就肾气不足，或流产、生育过多，性行为过度，或久病大病，损伤肾气，肾气不足，不能维持精气分布，气血不稳定，也会导致月经先后无定期。

另外，平常饮食不节制，思虑过度，性情抑郁，大怒，都会影响月经，出现月经先后无定期的情况。所以，饮食均衡，节制房事，情绪平和，情志调畅，气血充足，运行正常，月经才会正常。

九、特殊现象的调治

归脾法　主二阳

归脾汤主要用于心脾两虚证。

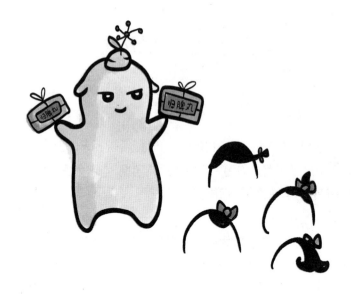

在"虚痨"部分给大家说过，"二阳"指阳明，阳明燥金过盛，通过五行生克乘侮，侮五行属火的心；过燥让脾不能正常工作，气血不足，虚少的气血不能正常分布，就会出现不排大、小便，月经不来的现象，这时候要用归脾汤治疗。

兼郁结　逍遥长

兼有肝气郁结的，宜用逍遥散类方。

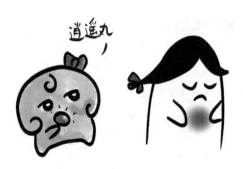

女生因为有月经，每个月肝血都要重新调整，再加上心思本就细腻些，所以，很容易想得太多，情绪起伏不定。月经不调、痛经也就成了常见问题。这时候，可以使用逍遥散类方治疗。

　　逍遥散类方有成药逍遥丸和加味逍遥丸，有人称这两个成药为"怨妇神药"。一般有肝火，用加味逍遥丸；以肝气郁结为主，用逍遥丸。当然，男性因为压力过大，情绪不畅，导致吃不下、睡不好，郁郁寡欢，全身无力，也可以吃点儿逍遥丸。如果这种情况时间较长，或者临时有事让心情特别不好，发火了，可以吃点儿加味逍遥丸，效果也很好。所以，逍遥丸不是妇科专用药。

十、最佳生育年龄

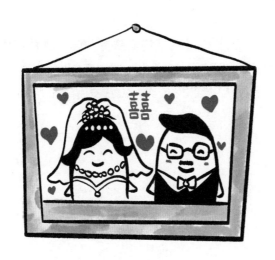

种子者 即此详

要怀孕生孩子，可以根据以上方法先调理月经。

我们国家法律规定的结婚年龄是男性不能小于 22 周岁，女性不能小于 20 周岁。大家可能感觉奇怪，为什么这么规定？女性 14 虚岁就可以生孩子了，男性 16 虚岁就有生育能力了，这么长时间控制性冲动，是不是有点儿难为大家了。看看《黄帝内经》原文就知道了，"女子……三七，肾气平均，故真牙生而长极。四七，筋骨坚，发长极，身体盛壮。五七，阳明脉衰，面始焦，发始堕。"就是说女性三七（21虚岁），肾气才能均衡分布，智齿长出来，发育到极致，这时候生孩子才是最好的。所以，国家规定这个年龄段允许结婚，是为了优生优育！女性最好的生育年龄是在 21 虚岁至 28 虚岁。到 35 虚岁时，女性的气血就不足了，面色也就不好了，头发开始掉了。这时候就该注意保养了，关键是养脾胃。

男性呢，"三八，肾气平均，筋骨劲强，故真牙生而长极。四八，筋骨隆盛，肌肉满壮。五八，肾气衰，发堕齿槁。"男性最佳的生育年龄是 24 虚岁至 32 虚岁。40 虚岁后肾气就不足了，头发掉，牙齿无光泽。这时候关键是养肾。

十一、闭经不用地黄

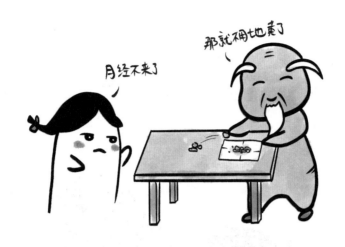

经闭塞　禁地黄

月经闭塞不通，禁止使用地黄等滋腻的药物。

　　女性在怀孕、哺乳期、更年期时，月经会停止，这些都是正常现象。有的女性在刚来月经的 2 年内，偶尔也会出现月经不来的现象，这些都可以不用治疗。年龄超过 18 周岁，月经还不来，或月经来了以后又中断 6 个月以上的，称为"闭经"。这时候是需要治疗的。闭经，大多是在气血不足的情况下兼有气不顺；也有的纯粹是因为气不顺导致的，比如大怒之后，停经了。心情很愉快，单纯是因为营养不良，导致气血严重不足，出现闭经的，比较少见。治疗闭经时，四物汤里面的熟地黄，滋阴的作用很好，反而会影响气的运行，就不能用了，而是要多加点儿醋炒大黄、桂枝、桃仁等，帮助活血化瘀才行。闭经的人也需要多活动，不能只吃补品，尤其是少吃燕窝、银耳、鲍鱼之类养阴的补品，越补月经越下不来。关键是保持情绪愉快，多运动，配合治疗，病才能好。

十二、孕吐用六君子汤

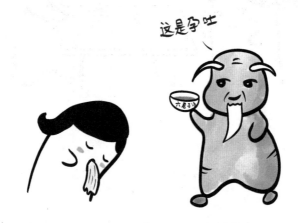

孕三月　六君尝

怀孕三个月，呕吐明显的，可服用六君子汤。

怀孕早期，出现轻微的恶心、挑食，早上起来容易吐，这是早孕反应，属于正常现象。但是，如果出现恶心呕吐，头晕乏力，甚至吃下去就吐的现象，称为"妊娠恶阻"。这是不正常的。

这种不正常的情况往往是因为平常肝火就大，怀孕后，血聚在子宫里养胎，肝里面的血敛不住肝阳，肝阳上亢，并且横逆犯胃，导致胃不能正常向下运送食物；或者孕妇本身脾胃虚弱，怀孕后，月经血不排了，还有好多的气血聚在子宫里养宝宝，这小家伙还有不断向上增长的趋势，气也往上顶，那胃气向下送食物的力量就更弱了，反而被这上冲的气势给带上去了，就吐了。这时候如果不及时控制，宝宝的营养和妈妈的营养都会跟不上，所以要治。

这时候治疗常用的就是香砂六君子汤。香砂六君子汤由人参3克、白术6克、茯苓6克、半夏3克、陈皮2.5克、广木香2克、砂仁2.5克、炙甘草2克、生姜6克组成。可以健脾益气，保护脾胃，缓解上逆的冲气，里面的半夏与人参配合使用，既能化掉因脾胃虚弱而产生的痰湿，又有助于安胎。

十三、安胎大法

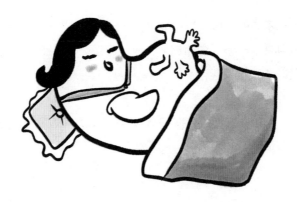

安胎法 寒热商

安胎的方法，应该先辨别病因的寒热。

怀孕是一个各方面都需要注意和小心的漫长过程。如果没到该生的时候，出现腰酸、腹痛，甚至出现阴道少量流血的症状，大多是由于气血失调引起的胎动不安，这时要去医院看看。常见的导致胎动不安的病因有虚、实、寒、热的区别，也有因为扭挫跌倒等外伤引起的。

因为火热导致的居多，很多医生容易将胎动不安与"胎火"直接联系在一起，只想着用白术、黄芩这类安胎圣药，不考虑其他可能性，这样就不全面了。临床怀孕时经常吐酸水，或者恶心、呕吐，还感觉肚子胀满，或者喜欢热的，怕凉的，甚至肚子凉，拉肚子，脉沉细，没有任何火热表现的，这些胎动不安，都与寒邪有关，需要温中安胎。可以用温胃饮、理阴煎之类方子治疗。另外，治疗胎动不安的时候，还要考虑孕妇平常体质寒热的情况。

在胎动不安的时候，辨别寒热，还可以通过出血的颜色、质地、量多少来判断。热证，血量偏多，血色深红，或鲜红；寒证，量少，色淡，且以虚寒居多。

热证，吃些偏凉性的食物；寒证，吃些偏热性的食物。另外，还要注意调节环境温度。

十四、难产的防治

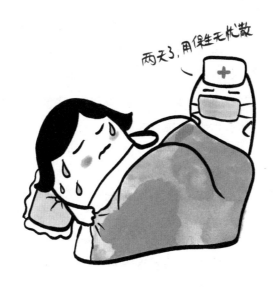

两天了，用保生无忧散

难产者　保生方

难产时，可以服用保生无忧散。

对于孕妇来说，"生产"是最大的一个关。自然分娩（miǎn）时，是头先出来，再身体全出来。有的孩子是手先出来，那是横生；有的是脚先出来，那是倒产。这些都是胎位不正引起的，需要纠正胎位不正。

还有一种常见的难产是羊水破裂了，但孩子还没有生出来，这可能导致孩子缺氧或者孕妇大出血，严重的可能导致大人或孩子死亡。这种难产的主要原因是气血虚弱或气滞血瘀。气血虚弱的人，多是平时体质虚弱，或者生的时候，用力过早，力气消耗太多；或性生活太多，耗散气血。气滞血瘀的人，多是由于过度紧张，或者怀孕时活动太少，气血不通畅，或者是受凉了，寒凝气血郁滞，造成难产。

这些情况，要用到保生无忧散，可以益气安胎，在临产前服用一两剂，自然顺利。其他的横生、倒产，几天不生的，服用二三剂也很有效。同时，提醒大家，平时注意运动，注意保暖；生宝宝时，适度放松，不要急于用力，配合医生。

开交骨　归芎（xiōng）乡

骨缝不开的人，可以用加味芎归汤。

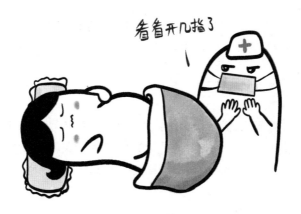

交骨，指耻骨联合，也就是小腹部正下方横着的骨头。女性生产前耻骨联合是闭合的，临产时才打开。如果这个骨缝不开，那胎儿就没有足够的空间出来，就会引起难产。气血旺盛才能支配这个骨缝正常开合，使胎儿正常生出来。

临产时交骨不开，大多是气血大亏引起的，可以用加味芎归汤治疗。另外，提醒大家，平常性生活要适当节制。

十五、产时大出血的治疗

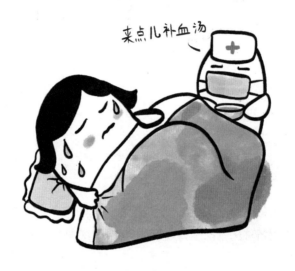

来点儿补血汤

血大下　补血汤

出血量太多，可以用当归补血汤。

生产过程中大出血，是一个很严重的问题。胎儿就如同小船一样，血液就是水，小船想要浮起来，就必须借助水的浮力。如果出血量大，水没有了，船就搁浅了，胎儿就生不出来了，导致难产。这时候关键是益气补血，所以用当归补血汤。

十六、校正胎位最佳方法

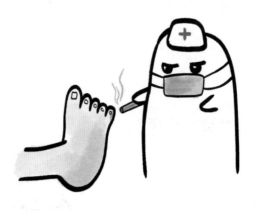

脚小指　艾火炀（yáng）

胎位不正的，艾灸小脚趾头。

还有一种难产是因为胎儿胎位不正，比如横产、倒产（前面提到过）。服用各种药物都没有效果时，可以用麦粒灸灸产妇右脚小趾外侧的至阴穴。

麦粒灸是怎么回事呢？麦粒灸是将艾绒搓成如麦粒样大小的艾炷，直接放在皮肤上施灸，达到防治疾病目的的一种技术。因为容易化脓产生瘢痕，又称"瘢痕灸""化脓灸"。麦粒灸刺激量较大，现在一般不用，改用悬灸了。

至阴穴在足小趾末节外侧，趾甲根角侧后方 0.1 寸（半个韭菜叶宽）。至阴穴是治疗胎位不正的要穴。孕妇孕 28 周时，要进行产检，这时候如果发现有胎位不正，家人就可以拿着艾条，让孕妇找个舒服的姿势，对着她的至阴穴每次灸 30 分钟以上，孕妇会明显地感觉到规律的胎动。灸至阴穴会使子宫规律收缩，就相当于给胎儿做按摩，胎儿很舒服地在孕妇肚子里面转悠，所以，孕妇感觉胎动增多，但没有什么不舒服的感觉。

十七、胎衣不下的防治

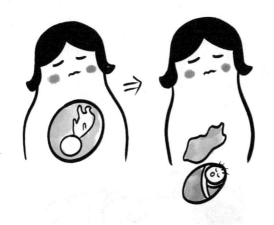

胎衣阻　失笑匡

如果胎衣不出来，可用醋送服失笑散。

胎衣，即胎盘和胎膜的统称，就是胎儿附着在子宫里的一个基座和包裹，使胎儿能从子宫吸收营养，又能自由活动。

胎盘也是一种中药，叫"紫河车"。刚排出体外时是红色的，稍放置一段时间就变成紫色了。紫河车性味甘、咸，性温，入肺、心、肾经，有补肾益精、益气养血的功效。紫河车是很好的滋补品。

一般产后不久，胎衣就会自然娩出。但是有的患者产后气血虚弱，没力气推动它排出体外；或因受寒了，都可能导致胎衣不下，这时候，可以用失笑散（五灵脂6克、蒲黄6克）治疗。

十八、生化汤与产后病

产后病　生化将

产后的疾病多用生化汤（当归24克、川芎9克、桃仁6克、炮姜2克、炙甘草2克）。

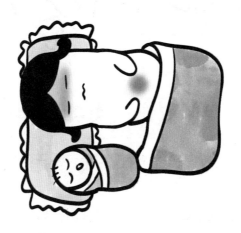

产后病，是指胎儿出生后至月子期间，产妇所发生的与生产有关的疾病，俗称"月子病"，包括产后出血、产后发热、产后尿频、产后尿潴留（尿不出来）、产后尿失禁（控制不住尿）、乳汁淤积（积奶）、少乳（奶水不够）、产后抑郁（情绪低落）等，多与女性生产后气血

大伤有关。产后子宫里面残留的瘀血排不干净，小腹发冷、疼痛，用生化汤，其他问题要看具体情况。

合诸说　俱平常

以上所说的用药方法都很平常。

　　妇科疾病很复杂，上面的用药都是常规用药，临床还要根据症状具体分析。关键还是预防。

资顾问　亦勿忘

在遇到妇科疾病的时候，这些常规用药一定要知道。

十九、张仲景孕期用药

精而密　长沙室

妇科疾病治疗的精密方法，还是在张仲景的著作里。

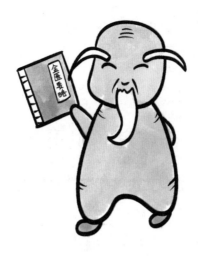

在张仲景的《金匮要略》中，有《妇人妊娠病脉证并治》《妇人产后病脉证并治》《妇人杂病脉证并治》，三篇专门讲妇科疾病的，大家可以多多学习。

妊娠篇　丸散七

《金匮要略·妇人妊娠病脉证并治》篇中共记载十个处方，有七个是用丸、散剂。

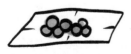 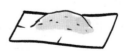

金代李东垣老先生曾经说:"丸者缓也,舒缓而治之也;散者散也,去急病用之""汤者,荡也。去大病用之"。女性怀孕后,少用作用猛烈迅速的汤剂。多用些缓和的丸剂,或量少的散剂,快速散去病邪,防止邪留日久,对孕妇和胎儿不利。

桂枝汤　列第一

桂枝汤,被列为治疗妊娠病的第一个方子。

桂枝汤是《伤寒论》里的第一方,里面有桂枝、芍药、炙甘草、生姜、大枣,主要用于太阳中风,患者有头痛、发热、怕风、自汗等症状。在《金匮要略·妇人妊娠病脉证并治》中,桂枝汤也是第一个方子,治疗的是怀孕初期口渴能喝水,但吃不下饭(医学名叫"妊娠恶阻")。大家看一下桂枝汤的组成:桂枝(《神农本草经》记载:味辛温,主上气咳逆,结气……补中益气);芍药(味苦、酸,气平、微寒,主邪气腹痛,除血痹……止痛,利小便,益气);炙甘草、生姜、大枣健脾益气,和胃止呕。所以,现在临床用桂枝汤治疗的疾病很多,只要是气血不调和的疾病,都可以在桂枝汤(桂枝9克、芍药9克、炙甘草6克、生姜9克、大枣12枚)的基础上加减使用。

附半姜 功超轶

附子、半夏、干姜三味药在妊娠期使用，会收获非同一般的效果。

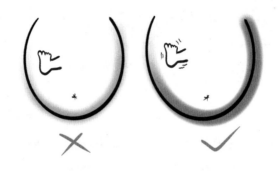

大家都知道怀孕的时候不能乱吃药物，有可能会影响胎儿的发育和生长。附子、半夏有一定的毒性，往往不能给孕妇使用。干姜性热，也要慎重使用。但是，对于阳气虚衰导致胎儿不发育或者流产的孕妇来说，用附子补命门火可以保胎；半夏具有燥湿化痰、降逆止呕、消痞散结的作用，对于孕妇体内有痰湿，导致呕吐不止，甚至胎动不安的，半夏可以祛痰湿、和胃气而安胎；干姜，味辛温，能暖脾胃，使气血生化旺盛，有助于胎儿的生长。当孕妇出现异常后，要仔细分析病情特点，酌情用药，无病的人用附子是毒药，阳虚的人用附子却能救命。治病其实就是调整阴阳的平衡，这就是中医的精髓。

民间还有"朝含三片姜，不用开药方"的说法。脾胃功能虚弱的人，饮食不容易消化，吃点儿凉的东西就肚子痛，可以多吃点儿姜。干姜药店有卖，生姜家中常备。

内十方　皆法律

《金匮要略·妇人妊娠病脉证并治》篇内所列的 10 个
处方都是怀孕后各种疾病的治疗准绳。

二十、张仲景产后用药

产后篇　有神术 (shù)

在《金匮要略·产后病脉证并治篇》中介绍的治疗方
法和方剂都很神奇。

妇女生完孩子以后，气血虚弱，所以要坐月子。所谓坐月子，
是指孕妇在产后第一个月的时间进行休养。这个休养是全方位的，
环境、饮食、作息、情绪都要注意。其实，产妇的气血完全恢复需
要 100~120 天。

附：如何坐月子

对于产妇来讲，产后具体应该怎样调养呢？生完孩子后，七天
之内不能洗阴部，七天之后可以在床边坐着洗。一个月内不能多说话；
不能干手工活；不能刮舌苔，不能刷牙，可以温水漱口；不能用凉水
洗手脚，用温水也要少洗；满月后才可以刷牙、梳头、洗澡，避免引
起手脚、腰腿酸痛。不自己睡，以免受惊吓；不能生气，家人尤其要

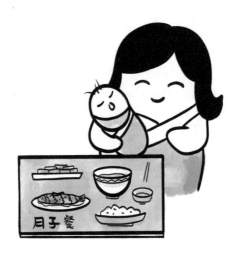

注意，尽量宽慰产妇，让她情绪愉快；少食多餐，不能吃太多，主要为了避免消化不了，产生痰湿，对孩子和产妇都不利。100 天之内不能劳累过度。

有人说，外国人不用坐月子，还吃凉的呢！那是外国人，体质和饮食习惯都不同。曾经见过一个中国人，在国外生孩子，遵循了国外人不坐月子的做法，结果一身病痛，还得回国内来治疗。

坐月子，除了休息，还有就是要避风寒湿。因为生完孩子后，骨缝还没有完全闭合，皮肤毛孔也全开了，邪气很容易入侵，如果进到骨缝里就很难出去。因此，一定不能受风，房间要保暖，不能凉，也不能潮。产妇出汗多，衣服被褥潮了要及时更换。这里容易忽略的是房间通风换气的问题。房间要换气时，可以采用轮流换气的方式。把换过气的房间关好门窗后，让产妇过去，再对产妇原来待的那个房间进行换气。换好后，再让产妇回来。

有句话说"月子里的病，月子里来治"，就是提醒大家，如果月子里落下了病，那等下次生完孩子，骨缝还开着时才能治疗好。所以，一定要好好坐月子。

另外，生完孩子后，气血本就亏虚，还要给孩子喂奶，那就得多吃一些有营养的东西，关键是调养脾胃，大补气血。怎么补呢？乱补是要出问题的。补有几个原则。

一是少盐。食盐，味咸，性寒，入肾，但多吃盐会导致血液循环变慢，肤色发暗。血液循环变慢，不利于子宫里残留的血液排出；同时会导致乳汁分泌不足；盐分还会随着乳汁进入孩子体内，孩子在1周岁之前肾脏没有发育成熟，不能正常排出盐分。盐分在体内停留，会导致孩子口腔黏膜水肿、充血，这就是老人说的，孩子吃盐奶会上火。另外，产后吃盐多，还可能导致咳嗽。所以，产后10天内饮食都要清淡。

二是少油。因为油多了，不好消化，伤及脾胃，使体内痰湿增加，让人变胖，体形受损，奶还不好。所以，下奶的猪蹄汤，也得把上面的油撇出去，不宜多吃。

三是宜食粥。煮一锅好粥，可以健脾胃，补养正气。以前，我们有坐月子送米的习俗。就是让家人给产妇多煮粥吃。

四是宜温。产后不能吃凉的或过热的食物。水果、凉茶、冷水等寒凉的东西都会导致血管收缩，影响子宫残血外排，出现产后发热、产后腹痛等病症，也会因为血管收缩使乳汁分泌减少。如果就是想吃水果，可以稍微加热了吃。但也切记食物过热，会导致宝妈出汗过多，气血不足。

产妇生完孩子后，如果不请专业的开奶师开奶，可以长时间用温热淘米水浸泡揉洗两侧乳房，将乳汁挤出，乳孔里有好几条白丝，用手揪出来后，乳腺就通畅了，这时候再给孩子喂奶，孩子吃起来就不费劲儿了，妈妈得乳腺炎的概率也大大下降。如果乳腺管堵了，不下奶，可以用麦芽煎洗，再用木梳，从乳根部梳到乳头部，梳上千遍，就通了。

母乳是宝宝的最佳食品！然而我国目前约有 10% 的宝妈产后没奶。有的是因为乳腺管堵塞，病房产后多有开奶服务，可以解决一部分问题。有的是气血不足引起的，这时候就要减轻妈妈的压力，缓解她的紧张情绪，照顾好她的饮食起居。母乳不足，可以吃下奶汤，如黄豆猪蹄汤、鲫鱼汤、酒酿蛋花汤、海带汤等。更好的办法是针刺少泽穴。少泽穴在手小指末节尺侧，距指甲根角侧上方 0.1 寸（半个韭菜叶宽）。请个针灸医生，扎一次就可以。扎完后，会感觉特别想喝水，这时候准备好一锅下奶汤，效果更好。

小柴胡　首特笔

小柴胡汤是治疗产后病的第一方。

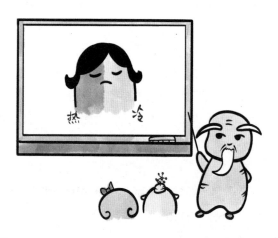

产后气血特别虚弱，毛孔开了，邪气很容易入侵。另外，产妇也会出现情绪低落，烦躁，会有两侧胁肋部疼痛，一阵儿冷一阵儿热，不愿说话，不愿吃饭，时不时呕吐，这时候就用小柴胡汤。

竹叶汤　风痉疾

用竹叶汤治疗产后中风引起的手脚强直的疾病。

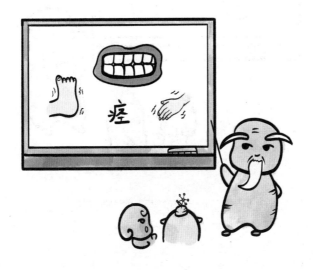

产后中风是指产后感受风邪引起的疾病，有的可以用小柴胡汤。严重的如果出现面红发热，气喘头痛，甚至手脚抽动、牙关紧闭，身子向后挺，怎么叫也不答应的，可以用竹叶汤。

阳旦汤 功与匹

阳旦汤治疗产后中风所致的痉病效果与竹叶汤类似。

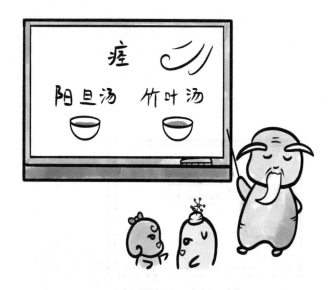

阳旦汤是《辅行诀脏腑用药法要》中升阳气的方子,以黄芪为主,治疗汗出不止,呼吸微弱,肢体乏力,怕风怕寒,肚子发紧,不愿吃饭,脉虚大。

产后受风,还可能出现头痛、发热、手脚抽筋、颈部疼痛、干呕等症状。阳旦汤治疗这种产后中风有抽搐症状,功效与竹叶汤差不多。

腹痛条　须详悉

对于《金匮要略》中有关腹痛的条文，必须详细全面地研究。以下八句，都是论述不同类型腹痛的相关治疗。

羊肉汤　疠（xiǔ）痛谧（mì）

当归生姜羊肉汤可以治疗宝妈肚子空痛。

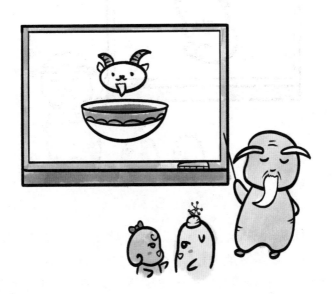

　　"疠痛"就是空痛，腹痛绵绵，是体虚的一种表现。当归生姜羊肉汤中有当归、生姜、羊肉，可以活血祛瘀、补虚祛寒。如果疼痛明显，还伴有呕吐，可以加陈皮、白术（zhú）。羊肉性温，味甘，可以暖中补虚，补中益气，益肾气。所以，怕冷的人，尤其在冬天，可以多喝点儿羊肉汤。

痛满烦　求枳(zhǐ)实

肚子痛伴有烦闷、胀满、不能躺下的人，用枳实芍药散治疗。

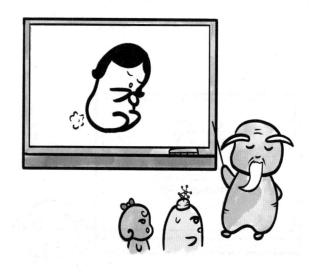

　　肚子胀满，又烦躁，躺不下，这是肚子里郁结不通导致的，用枳实芍药散（枳实、芍药各等份），大麦粥送服。枳实，入脾、胃二经，能消结破气，行痰，药性往下走，药力很猛。芍药，入肝、脾二经，能补脾敛阴，行气止痛。大麦粥，能和肝气、养心脾。三味药合一起，既能顺气，又补心脾，调肝血。

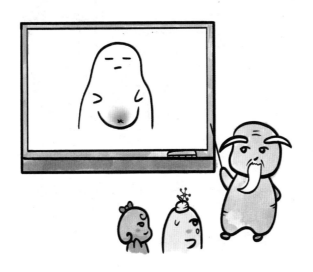

　　肚脐周围的疼痛是肚子里有瘀血了。这种疼痛固定，像针扎一样，用下瘀血汤治疗。下瘀血汤名为汤，却是用蜜炼成丸，用酒煎着喝的。下瘀血汤的组成：大黄6克、桃仁5克、䗪虫9克，加蜜可以养阴，用酒煎，可以借酒通血脉，散湿气，快速祛瘀。这个方子还可以治疗瘀血导致的月经不调、肚子里长肿瘤的疾病。

痛而烦　里热窒（zhì）

腹痛伴有烦躁的症状是因为里面有热堵着。

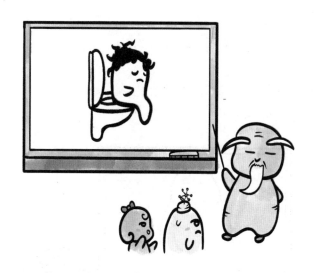

产后小腹疼痛，发热，大便不通，傍晚烦躁，胡言乱语，这是由于肚子里有热，血不能正常运行，堵在肚子里导致的。这时候用点儿寒性泻下的药，排出大便就好了。

攻凉施　毋（wú）固必

攻下药、寒凉药都可以用，不要固定思维。

因为产后气血亏虚的问题是普遍存在的，所以，大家往往都考虑用大补气血的药治疗产后病。但是，临床还是要根据病情，找到其根本的病因，审因论治，实证、热证就要用攻下、清热的方法。

二十一、张仲景治妇科杂病

杂病门　还熟读

《金匮要略·妇人杂病脉证并治》还需要好好学习。

　　女性有经、带、胎、产四大生理特点。基于这四大生理特点，因外来邪气侵入，或者情绪不畅，饮食失调，或过度劳累，或运动量过少，可能出现多种疾病。《金匮要略》有"妇人之病，因虚、积冷、结气"。就是说，妇科杂病往往是因为体虚，或受凉，或气滞导致的。治疗时，要着重调理这些。

二十方　效俱速

杂病篇中共有20个处方，都可以快速起效。

随证详　难悉录

这些方剂在原书中都详细地说明了它的适应证，很难一一列举。

二十二、温经汤的重要性

唯温经　带下服

只有温经汤，所有的妇科疾病都可以斟酌使用。

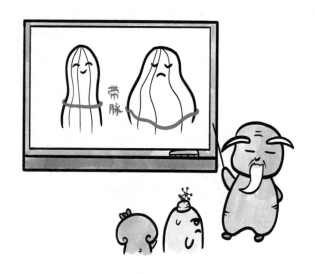

　　妇科疾病包括十二癥（zhēng）、九痛、七害、五伤、三痼（gù），共三十六种之多，都与月经有关，是带脉有病，统称为带下病（不是局限于白带、黄带这类的问题）。带脉是"奇经八脉"之一，就像束带一样，绕着腰一圈，可以起到约束所有纵行经脉的作用。当带脉功能下降了，不能起到正常的约束作用，就会表现为肚子大了，也就是平常所说的"游泳圈"出来了。带脉出问题了，妇科这三十六种疾病都有可能出现。

　　温经汤有温经散寒、祛瘀养血的功效，对于月经不调、闭经、月经过多、崩漏（月经持续出血）、不孕、不育等这些疾病都有很好的疗效。只要是有寒、有瘀，不管月经量少，还是月经量多，都可以用它。

二十三、产后抑郁和更年期的调治

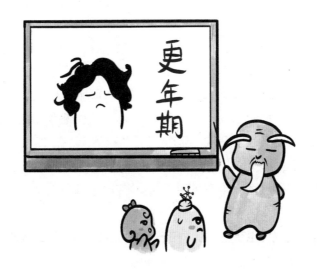

甘麦汤　脏躁服

甘麦大枣汤可以治疗气血不足引起的妇人脏躁。

脏躁是指以精神恍惚，没有原因的悲伤、难过，或频繁地打呵欠等为主要临床表现的疾病，发生于妊娠期，称为"孕悲"；发生在产后，则称为"产后脏躁"，就是大家常听说的产后抑郁！家人一定要注意哟。另外，脏躁常见于 50 岁左右的女性，相当于我们平时说的更年期综合征。总感觉很委屈、老想哭，还时不时就出汗，有手脚心发热、烦躁的症状，这是因为体内阴血亏虚了，脏腑没有血液滋养，躁动不安了，所以叫"脏躁"。

这时候家人要多多给予理解，经常开导开导，使其保持心情愉快。

为什么会这样呢？怀孕时多了一个宝宝要养，需要的气血量大大增加，如果不够，会出现"孕悲"；产后气血大伤，不能正常营养脏腑，所以出现产后抑郁。

更年期是怎么回事儿呢？《黄帝内经》有"七七，任脉虚，太冲脉衰少，天癸（guǐ）竭，地道不通，故形坏而无子也"。也就是女性49虚岁的时候，肝脉气血明显衰少，导致能够维持生育的天癸消耗没了。这时候就没有月经了，不能生孩子了。在49虚岁前后是肝脉气血剧烈变化的时期，就是由少到没的时期，这时候全身都需要调整，好重新达到一种新的平衡。这个变动时期就被称为"更年期"。

当然，男性也有更年期，在64虚岁左右，过了这时候基本也就不能生育了。

不管男的还是女的，也不管在什么时期，有气血虚弱，导致情绪低落为主的情况，都可以用甘麦大枣汤。

甘麦大枣汤由甘草9克、小麦30克、大枣10枚组成，具有养心安神、和中缓急的功效，喝起来味道也不错。

另外，这个时期，还可以吃点儿枸杞子、山药、大枣等滋阴、补益气血的食品。适当运动，帮助自己快速适应身体的变化。

药到咽　效可卜

甘麦大枣汤吃下去就可以看到效果。

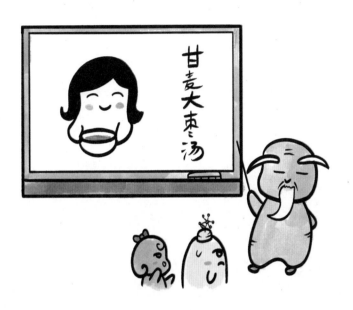

临床使用时，可结合实际情况，选择合适的甘草与小麦。烦躁、手脚心发热、舌质红、舌苔薄少者，可以用生甘草；乏力倦怠的，可以用炙甘草。小麦，通常用成熟小麦就行。如果晚上睡觉时出汗严重，醒来就没有汗了，可以用没有完全成熟的"浮小麦"，帮助敛汗、止汗。

道中人　须造福

做医生的同道们，要好好地研究和掌握这些知识，更好地造福于人。